Dennis Lewis
DAS TAO DES ATMENS

Dennis Lewis befaßt sich seit 1967 mit dem Studium des natürlichen, ganzheitlichen Atmens, zunächst im Rahmen der Gurdjieff-Arbeit, in der er nach seiner Ausbildung 15 Jahre lang als Gruppenleiter tätig war. In den späten achtziger Jahren studierte Lewis Yoga-Atemübungen, seit 1991 widmet er sich taoistischen Atemmethoden. Von Meister Mantak Chia wurde er als Lehrer des Tao-Heilens autorisiert.

Dennis Lewis

DAS TAO DES ATMENS

Die belebende und heilende Kraft
der natürlichen Atmung

Mit einem Geleitwort von
Meister Mantak Chia

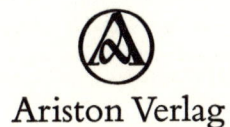

Ariston Verlag

Die Deutsche Bibliothek – CIP-Einheitsaufnahme

Lewis, Dennis:
Das Tao des Atmens : die belebende und heilende Kraft der
natürlichen Atmung / Dennis Lewis. Aus dem Amerikan.
von Erica Mertens-Feldbausch. Geleitw. von Mantak Chia. –
Kreuzlingen ; München : Ariston Verlag 1997
Einheisacht.: *The Tao of natural breathing* <dt.>
ISBN 3-7205-1981-3

Die amerikanische Originalausgabe erschien 1997 unter dem Titel
»The Tao of Natural Breathing. For Health, Well-Being and Inner Growth«
im Verlag Mountain Wind Publishing, San Francisco, California

© Copyright 1997 by Dennis Lewis

Aus dem Amerikanischen übersetzt von *Erica Mertens-Feldbausch*

© Copyright der deutschen Ausgabe by Ariston Verlag, Kreuzlingen 1997

Umschlagentwurf: Schindler, Parent & Cie., Meersburg
Umschlagmotiv: Howard Platt (Bavaria Bildagentur)
Herstellung: Karlheinz Rau, München
Druck und Bindung: Ueberreuter Print
Erstauflage: September 1997

ISBN 3-7205-1981-3

INHALT

»Gelange zu äußerster Leere.
Bewahre höchste Gelassenheit.
Die zehntausend Dinge bersten ins Leben,
während ich ihre Rückkehr beobachte.
Alles Lebendige kehrt zu seinen Wurzeln
zurück und erreicht Gelassenheit.
Das heißt zur Bestimmung zurückkehren.«

LAO TSE, *»Tao Te King«*

Dieses Buch widme ich meinem Sohn BENOIT, *der mich vom Augenblick seiner Geburt an dazu anspornte, fortwährend dazuzulernen und mich weiterzuentwickeln.*

DENNIS LEWIS

ZUM GELEIT

Das Interesse am Zusammenhang zwischen Atmung und körperlicher, seelischer wie geistiger Gesundheit wächst zunehmend. Bedauerlicherweise sind sich nur wenige der Menschen, die Atemtechniken ausprobieren, über die Bedeutung der »natürlichen Atmung« im klaren. Unter diesem Begriff versteht man die spontane Ganzkörperatmung, wie sie an Babys und Kleinkindern zu beobachten ist. Anstatt sich um eine natürliche Atmung zu bemühen, überfrachten viele Menschen ihre ohnehin schon schlechten Atemgewohnheiten mit komplizierten Atemtechniken. Diese Gewohnheiten stehen nicht im Einklang mit den psychologischen und physiologischen Gesetzen von Seele und Körper, das heißt: Sie stehen nicht im Einklang mit dem Tao.

Natürliche Atmung ist ein wesentlicher Bestandteil des Tao. Seit Jahrtausenden bringen Meister des Taoismus ihren Schülern bei, wie man sich mit Hilfe von Ch'i-kung, T'ai-chi und vielerlei anderen Formen der Meditations- und Heilkunst eine natürliche Atmung aneignen kann. Natürliche Atmung wirkt sich förderlich auf die gesamte Gesundheit aus. Sie verbessert die Funktion und Leistungsfähigkeit von Herz, Lunge und anderen Organen und Körpersystemen. Sie fördert unsere emotionale Ausgeglichenheit und versetzt uns in die Lage, Streß und eine negative innere Einstellung in Lebenskraft umzuwandeln, die wir uns für Selbstheilung und Selbstentfaltung zunutze machen können. Und nicht zuletzt wächst mit dem natürlichen Atmen unsere Fähigkeit, die Lebensenergie freizusetzen und in uns aufzunehmen, die wir für unsere geistige Entwicklung und seelische Unabhängigkeit so dringend brauchen.

Im Laufe der letzten Jahre erschienen zahlreiche Bücher zum Thema Atmen. Keines davon befaßte sich jedoch so eingehend mit der Bedeutung, der Praxis und dem Nutzen der natürlichen Atmung wie dieses hervorragende neue Werk von DENNIS LEWIS. Auf dem Fundament langjähriger eigener Studien und Forschungsarbeiten, in deren Rahmen er sich mit vielerlei Traditionen und Disziplinen einschließlich des Tao des Heilens befaßte, präsentiert Lewis in einem einzigen Buch Psychosomatik, naturwissenschaftliche Erkenntnisse und grundlegende Übungen, die uns helfen, den verjüngenden Einfluß natürlicher Atmung zu entdecken und unser Leben zu verändern.

»Das Tao des Atmens« trägt wesentlich zum besseren Verständnis der Art und Weise bei, wie Atemgewohnheiten unser Leben beeinflussen. Ungeachtet individueller Erfahrungen gewinnen die Leser neue Einblicke in ihre eigenen besonderen Atemgewohnheiten und erkennen, daß diese nicht selten ihre Gesundheit und ihr Wohlbefinden untergraben. Sie werden verstehen lernen, daß natürliche, unverfälschte Atmung weniger von der Aneignung neuer Atemtechniken abhängt als vielmehr von dem, was Lewis als »Umerziehung« unserer inneren Wahrnehmung bezeichnet. Diese Umerziehung, in deren Rahmen man lernt, die inneren Strukturen und Kräfte von Seele und Körper wahrzunehmen, bildet den Kernpunkt des taoistischen Weges zum Heilen und zur seelisch-geistigen Entfaltung.

Meister MANTAK CHIA
The International Healing Tao,
Chiang Mai, Thailand

VORWORT

WILLIAM BLAKE schrieb: »In allem, was Gott geschaffen hat, ist ein Sprung.« Für mich wurde dieser Sprung – jene Stelle also, durch die etwas Neues, Bedeutsameres in unser Leben treten kann – 1990 deutlich sichtbar, als ich, physisch, psychisch und geistig erschöpft, im rechten Brustkorbbereich einen stechenden Dauerschmerz verspürte. Ich hatte gerade eine ungemein anstrengende Zeit hinter mir, in der ich meine Public-Relation-Agentur verkauft und noch zwei Jahre unter den neuen Besitzern gearbeitet hatte, um einen optimalen Verkaufspreis zu erzielen. Der Schmerz, der mich plagte, war neu und hatte offenkundig nichts mit den Darmbeschwerden zu tun, die mir zuvor schon jahrelang zu schaffen gemacht hatten und später als Kolitis diagnostiziert worden waren. Ich suchte Ärzte, Masseure und Heilpraktiker auf, aber ohne Erfolg. In dieser Zeit lernte ich GILLES MARIN kennen, einen Schüler des Tao-Meisters MANTAK CHIA. Er lehrte und praktizierte Ch'i Nei Tsang (CNT), eine taoistische Heilmethode, bei der durch Ch'i-Massage der inneren Organe und Atemarbeit der Körper von ungesunden Spannungen und Kräften befreit wird.

Als Gilles seine Hände auf meinen Bauch legte und anfing, meine inneren Organe und Gewebe zu massieren, und mich aufforderte, in Körperregionen »hineinzuatmen«, die ich zuvor beim Atmen niemals wahrgenommen hatte, ahnte ich nicht, daß ich am Anfang einer unglaublichen Entdeckungsreise stand. Gilles erklärte mir, daß CNT nur Teil eines umfangreichen Systems von Heilmethoden und spirituellen Übungen sei, das von Meister Chia begründet worden war und »Tao des Heilens« genannt wurde. Doch ich war in diesem Augenblick nur an einem interessiert: meine Schmerzen loszuwerden. Ich hatte meine eigenen spirituellen Übungen; was ich suchte, war Heilung.

»Heilung« – ein Wort, über das ich mir bis dahin noch nie sonderlich Gedanken gemacht hatte. Doch während Gilles zunehmend intensiver mit mir arbeitete und mir nach und nach klar wurde, daß der Heilungsprozeß weitgehend von meiner eigenen inneren Bewußtheit abhing, dämmerte mir allmählich, daß die Begriffe »heilen« (englisch *heal*) und »ganz« (englisch *whole*) die gleichen Wurzeln haben. Nach mehreren Sitzungen verschwand der Schmerz, und ich fühlte mich lebendiger, doch nun begann sich ein tiefer sitzendes seelisches Unbehagen bemerkbar zu machen. Ich mußte mir nämlich eingestehen, daß der Erfolg meiner jahrelangen Bemühungen um Selbsterkenntnis und Sinneswandel bescheiden war und ich mich nur gegenüber einem kleinen Teil des ungeheuren Spektrums an physischen, emotionalen und spirituellen Kräften geöffnet hatte, die uns in jedem Augenblick unseres Lebens zur Verfügung stehen. Während Gilles weiter mit mir arbeitete und mein Atem nach und nach immer tiefer in mich einströmte, begann ich zu spüren, wie Spannung, Ärger, Furcht und Trauer Schicht um Schicht unterhalb der Ebene meines sogenannten Wachbewußtseins in meinem Unterbauch mitschwangen und die Kräfte aufzehrten, die ich nicht nur brauchte, um gesund zu bleiben, sondern auch, um mit dem Leben zurechtzukommen. Und mit dieser sich ständig verstärkenden, wenn auch schmerzvollen Empfindung im Mittelpunkt meines Seins lösten sich nicht nur die Spannungen im organischen Gewebe meines Bauchs, sondern eröffnete sich mir auch eine andere innere Einstellung mir selbst gegenüber – die Einbeziehung mir bislang unbewußter Fragmente meines Selbst in ein neues Gefühl von Erkenntnis, Ganzheit und seelisch-geistiger Entwicklung.

Sehr schnell erkannte ich, daß Ch'i Nei Tsang, das durch Berührung und Atemübungen meine körperlichen und emotionalen Kräfte durchdrang, einen unmittelbaren, Heilung brin-

genden Weg in mein Selbst darstellte. Mit der Wirkung, die sie
auf mich ausübte, lernte ich diese Methode auch besser kennen;
bald nahm ich Unterricht bei Gilles und begann sogar, meine
Freunde damit vertraut zu machen. Überdies ließ ich mich in
Heilpraktiken und Ch'i-kung unterweisen, die zum Teil auch
besondere Atemübungen mit einschlossen. Zu meinen Lehrern
im Fach »Tao des Heilens« zählte unter anderen Meister MAN-
TAK CHIA, der mich auch, nach über einjähriger CNT-Ausbil-
dung und zahlreichen Stunden klinischer Praxis, einer Prüfung
unterzog und als CNT-Praktiker anerkannte. Es folgten mehrere
Kurse im Tao des Heilens, die dazu gehörenden Phasen der
Ruhe und Abgeschiedenheit sowie intensive Arbeit an mir
selbst. Den Abschluß bildete meine Anerkennung als Lehrer
mehrerer, zum Tao des Heilens gehörender Praktiken durch
Mantak Chia. Seither praktiziere ich Ch'i Nei Tsang bei meinen
eigenen Patienten und an einer chinesischen Klinik in San
Francisco; hinzu kommen fortlaufend Kurse im Tao des Heilens
und einschlägige Workshops, bei denen der Atmung besonderes
Gewicht beigemessen wird.

Durch meine Beschäftigung mit dem Tao des Heilens sowie
mit anderen Lehren, wie beispielsweise der Gurdjieff-Methode
und Advaita Vedanta, erkannte ich zweierlei, was den Zusammenhang zwischen Atmung einerseits und Gesundheit sowie
innerer Bewußtseinserweiterung andererseits angeht: Zum
einen sind unsere schlechten Atemgewohnheiten nicht nur eine
Folge unserer Unkenntnis von psychosomatischen Vorgängen,
also eines Mangels an Körperbewußtsein, sondern auch einem
unbewußten Puffermechanismus zuzuschreiben, der uns davon
abhält, die Realität unserer tief verwurzelten Ängste und Widersprüche zu erkennen und zu spüren. Es besteht keinerlei Zweifel daran, daß *oberflächliche Atmung* und *oberflächliche Erfahrung
des eigenen Selbst* Hand in Hand gehen. Zum anderen wäre
schon viel gewonnen, wenn es uns gelänge, von den über 15 000
Atemzügen, die wir tagtäglich im Wachzustand machen, wenig-

stens einen bescheidenen Anteil auf »natürliche« Weise zu tun. Dies würde in der Vermeidung physischer und psychischer, aus dem modernen Leben erwachsender Probleme einen gewaltigen Schritt nach vorne bedeuten. Aber auch in unserer seelisch-geistigen Entwicklung kämen wir voran – auf dem Weg zu dem Bewußtsein, wer wir sind und was wir sind, zur Erkenntnis unseres eigenen Selbst. Ich hoffe, daß die in diesem Buch vorgestellten Gedanken und Übungen dazu beitragen, Sie diesem Ziel näher zu bringen.

EINFÜHRUNG

WUNDER UND WARNUNG

Die Atmung – die fundamentale Bewegung des Ein- und Ausströmens von Luft – zählt zu den größten Wundern des Lebens. Sie setzt nicht nur die Lebensenergien frei, sondern ist auch ein heilsames Geschehen, das bis in die verborgensten Winkel unseres Seins dringt. Tief einatmen heißt Lebenskraft aufnehmen, und mit dem völligen Ausatmen »leeren« wir uns gewissermaßen aus und öffnen uns dem Unbekannten. Wenn wir den ständig wechselnden Rhythmus dieses fundamentalen Prozesses bewußter wahrnehmen, können wir unsere inneren Heilkräfte erwecken – die Kraft der Ganzheit.

Atmen heißt leben. Aus voller Kraft zu atmen bedeutet, das Leben voll auszuschöpfen – das heißt, sich beim Denken, Fühlen und Handeln die angeborene, im Inneren schlummernde Vitalität voll zunutze zu machen. Bedauerlicherweise verstehen sich nur wenige Menschen darauf, allumfassend zu atmen. Wir haben unsere Fähigkeit, »natürlich« zu atmen, eingebüßt – eine Fähigkeit, die wir als Baby und Kleinkind besaßen. Gewohnheitsmäßig flache Atmung senkt die Leistungsfähigkeit unseres Atemapparates auf ein klägliches Drittel seines Potentials und vermindert den Gasaustausch und damit die Energiegewinnung in den Zellen; der positive Einfluß, den eine natürliche Atmung normalerweise auf die inneren Organe ausübt, wird unterbunden, eigene, echte Wahrnehmungen werden überlagert, was die Entstehung von Disharmonie und Unbehagen auf allen Ebenen unseres Daseins begünstigt.

Was bedeutet natürliche Atmung? Wie könnte diese Form des Atmens unser Leben und unsere Gesundheit verändern? Um diese Fragen zu beantworten, bedarf es gewissermaßen einer experimentellen Atemstudie im Labor unseres eigenen Körpers. Wir müssen am eigenen Leib verspüren, wie eng Atmung nicht nur mit unserer Lebensenergie, sondern mit allen Aspekten unseres Seins verknüpft ist – angefangen beim gesunden Zustand von Geweben, Organen, Knochen, Muskeln, Blut und Hormonhaushalt, bis hin zu Natur und Bedeutung unserer Gedanken, Einstellungen, Emotionen und unseres Bewußtseins. Wir müssen erkennen, welch enormen Einfluß unsere Atmung ausübt, wenn es darum geht, uns innerlich zu öffnen oder zu verschließen – nicht nur gegenüber unseren inneren Heilkräften, sondern auch gegenüber unseren Möglichkeiten der seelischen und geistigen Entfaltung.

Von all den großartigen überlieferten und modernen Lehren, die sich mit der fundamentalen Bedeutung der Atmung für unser Leben befassen, bietet die taoistische Tradition Chinas – eher eine Lebensweise als eine Religion im konventionellen Sinn – einen der gangbarsten und einleuchtendsten Wege, sich den Atem für Gesundheit und Wohlbefinden zunutze zu machen. Einer der Gründe hierfür liegt darin, daß im Taoismus von Anfang an – also zur Zeit des Gelben Kaisers (HUANG TI) um 2700 v.Chr. – die Ziele Gesundheit und Langlebigkeit niemals vom Streben nach spiritueller Entwicklung und Unsterblichkeit getrennt waren. Die Taoisten erkannten, daß ein langes, gesundes, von Vitalität erfülltes Leben nicht nur für sich allein ein vernünftiges, erstrebenswertes Ziel darstellt, sondern auch wesentlich zur Erlangung seelisch-geistiger Größe und Unabhängigkeit beiträgt – eines Zieles also, das weit mühseliger zu erreichen ist. Gestützt auf über 4000jähriges Experimentieren mit den eigenen physischen, emotionalen, geistigen und seelischen Kräften durch besondere Haltungen und Bewegungen, durch Massage, Vorstellungen, Geräusche und Meditation sowie

Ernährung und vielerlei andere praktizierte Disziplinen, machten die Taoisten die Beobachtung, daß natürliche Atmung – das heißt die Atmung nach den eigentlichen »Gesetzen« des menschlichen Organismus – einen gewaltigen Einfluß auf Quantität und Qualität dieser Energien ausübt und damit auf die Qualität und Richtung unseres Lebens. *Tao* bedeutet – soweit es sich überhaupt definieren läßt – *den Weg* oder die Gesetze von Natur und Universum – die Gesetze von Schöpfung und Evolution. Durch ein Leben im Einklang mit diesen Gesetzen ist es uns möglich, unser körperliches, seelisches und geistiges Schicksal zu erkennen und zu erfüllen.

»*Das Tao des Atmens*« verknüpft fundamentale taoistische Lehren und Atemübungen – insbesondere solche, die sich aus meiner Arbeit bei Tao-Meister MANTAK CHIA ergaben – mit eigenen, in über 30 Jahren gesammelten Beobachtungen und Erkenntnissen. Sie alle standen im Zusammenhang mit verschiedenen anderen Systemen und Lehren, einschließlich Advaita Vedanta, Feldenkrais und des Werkes von GURDJIEFF und ILSE MIDDENDORF, sowie mit wichtigen Prinzipien aus Anatomie, Physiologie und Neurochemie. Meiner Erfahrung nach erfordert ernsthafte Arbeit mit der Atmung weit mehr als nur einschlägige Übungen. Was überdies not tut, sind ein klarer »naturwissenschaftlicher« Einblick in den menschlichen Organismus sowie die eingehende Beschäftigung mit dem Körperbewußtsein – also die Fähigkeit, sich von innen heraus zu spüren und wahrzunehmen.

EIN WARNENDES WORT ZU ATEMÜBUNGEN

Der große geistige Wegbereiter G. I. GURDJIEFF bemerkte einmal: »Ohne die Atmung zu beherrschen läßt sich nichts beherrschen« (zitiert in: P. D. OUSPENSKY, »*Auf der Suche nach dem Wunderbaren*«). Gleichzeitig wies er warnend darauf hin, daß sich

Veränderungen der Atemgewohnheiten schädlich auswirken
können, wenn man über den eigenen Organismus, insbesondere
über das Wechselspiel im Rhythmus der einzelnen Organe,
nicht genau Bescheid weiß. Atemarbeit, vor allem einige der im
Westen durch Kurse und Bücher verbreiteten fortgeschrittenen
Yoga-Atemtechniken (Pranayama), ist mit vielerlei Risiken
befrachtet. In seinem Buch »Hara – die Erdmitte des Menschen«
befaßt sich KARLFRIED VON DÜRCKHEIM, ein Pionier auf dem
Gebiet der Integration von Körper, Geist und Seele, mit einigen
Gefahren, die Yoga-Atemtechniken für die Menschen des
Westens in sich bergen. Er weist darauf hin, daß die meisten der
Übungen, die »Anspannung« beinhalten, für Inder konzipiert
wurden, die damit gegen ihr »träges Geschehenlassen« angehen.
Die Menschen im Westen hingegen leiden unter »zu starkem
Drang nach oben ... zuviel Willen«. Nach Dürckheims Aussagen
bemühen sich zwar viele Yoga-Lehrer, ihre Schüler durch vor-
heriges Entspannen auf die Atemübungen vorzubereiten; sie
sind sich aber nicht darüber im klaren, daß das für tiefes
Entspannen erforderliche »Loslassen« nur durch langes Üben
erreicht wird. Vorschnell absolvierte Atemübungen sind nach
Dürckheims Meinung nur dazu angetan, neue Spannungen auf
bereits existierende aufzupfropfen, und führen zu »künstlich
induzierter Vitalität ... gefolgt von Erschöpfung. Der Schüler
gibt seine Bemühungen auf und stellt die Übungen ein.«

Angesichts der Arbeit an mir selbst und meiner Beobachtungen an anderen bin ich davon überzeugt, daß die meisten westlichen Menschen erst monatelang (oder gar über Jahre hinweg)
auf der Basis von Selbstbeobachtung und bewußtem Spüren
üben müssen, um die tiefe innere Entspannung und Losgelöst-
heit vom eigenen Willen zu erlangen, die für einen dauerhaften
Gewinn aus fortgeschrittenen Atemübungen vonnöten sind –
einerlei, ob es sich dabei um Yoga handelt, um taoistische oder
andere Übungen. Von Atemübungen, die zum Beispiel kompli-
zierte Zählmuster, wechselweises Atmen durch die Nasenlöcher

und konträre Atmung, das Anhalten des Atems oder Hyperventilation[1] einschließen, profitieren nur Menschen, die ohnehin schon *natürlich* atmen und ihren gesamten Körper in dem Atmungsprozeß einbeziehen. Meiner Erfahrung nach ist natürliches Atmen *für sich allein* eine wirkungsvolle Form der Selbstheilung. Aus diesem Grunde befaßt sich *»Das Tao des Atmens«* so eingehend mit dieser Methode der Atmung. Das Buch beschreibt ausführlich einige grundlegende Perspektiven und Praktiken, die die innere Bewußtheit stärken und uns so dazu verhelfen, jene Blockaden zu erkennen und zu beseitigen, die uns daran hindern, uns diese Form des Atmens zunutze zu machen.

Selbstverständlich ließe sich nun dagegen einwenden, daß nach Aussagen einiger taoistischer Meister und anderer Lehrer *jedwedes Bemühen* um eine natürliche Atmung am wesentlichen Punkt vorbeigehe und schädlich sei, weil natürliches Atmen ohnehin keiner Mühe bedarf. Ihrer Meinung nach stellt sich natürliche Atmung ganz von selbst ein, wenn Geist und Seele ruhig und leer sind. Doch diese Aussage löst nicht das Problem, sondern wirft lediglich eine andere Frage auf: Unter welchen Bedingungen können sich Geist und Seele leeren und zur Ruhe kommen? Was muß man selbst dazu tun? Es hat keinen Sinn, ein Problem vom Körper in den Kopf oder vom Kopf in den Körper zu verlagern; am natürlichen Atmen sind beide beteiligt.

Auf dem Weg zur natürlichen Atmung kommt es nicht nur darauf an, was man tut, sondern auch darauf – und dies zählt vielleicht noch mehr –, wie dies geschieht. Betrachtet man die Übungen in diesem Buch als bloße, durch sogenannte Willenskraft umgesetzte Techniken, bringen sie überhaupt nichts. Sieht man in ihnen hingegen ein natürliches, aus der Unmittelbarkeit eines deutlich ausgeprägten inneren Bewußtseins erwachsendes Medium zum Erkunden der physiologischen und psychologischen Gesetze von Körper, Geist und Seele, lernen wir vielleicht nach und nach tatsächlich, was es heißt, Geist und Seele zur

Ruhe kommen und leerströmen zu lassen. Einerlei, wie wir leben oder was wir tun (oder nicht tun) – irgend etwas tun wir immer, und sei es nur das mechanische Wiederholen und Zementieren festgefahrener, oftmals ungesunder Gewohnheiten von Geist, Körper und Vorstellungen, die unser Leben mitgestalten. Um von den Übungen in diesem Buch wirklich zu profitieren, müssen wir sie so bewußt wie möglich in Angriff nehmen; wir müssen uns bemühen, ihren Zweck zu *begreifen,* ihren Geist zu *spüren* und ihre Wirkung auf unser gesamtes Selbst *wahrzunehmen.*

DAS BEGRENZTE BEWUSSTSEIN ERWEITERN

Die eigentliche Stärke der Gedanken und Übungen in diesem Buch besteht darin, uns einen Weg aufzuzeigen, die zahlreichen festgefahrenen, unbewußten Einstellungen uns selbst und der Welt gegenüber zunächst zu erfassen und dann über Bord zu werfen – Einstellungen, aus denen in fast allen unseren Lebensbereichen Streß und andere Probleme erwachsen. Nicht selten sind es diese tief in Geist, Seele und Körper verwurzelten, sich durch die Atmung offenbarenden und verstärkenden Standpunkte, die unser Bewußtsein einengen, unsere Lebenskraft unterminieren und uns daran hindern, ein bewußtes, gesundes Leben im Einklang mit uns selbst, mit anderen und unserer Umgebung zu führen.

Glücklicherweise brauchen wir uns nicht damit abzumühen, uns mit jeder Einstellung im einzelnen auseinanderzusetzen – ein Leben würde für die Bewältigung einer solchen Aufgabe nicht ausreichen. Ähnlich wie bei den Speichen eines Rades, die von der Nabe strahlenförmig ausgehen, verhält es sich mit unseren Einstellungen. Gemeinsamer Ausgangspunkt für sie ist das Zentrum eines besonderen Bildes – das begrenzte, unvollständige, aber ausgeprägte Bild vom eigenen Selbst, vom »Ich«, das

nahezu unser gesamtes Denken, Fühlen und Handeln durch-
dringt. Nach Aussagen von Lao Tse lösen sich viele Probleme
von selbst, wenn es gelingt, auf irgendeine Weise dieses begrenzte Bild vom Selbst zu erweitern und das Leben als ein Ganzes zu
sehen und zu leben:

> »Was bedeutet: Erlebe
> Unglück mit deinem ganzen Selbst?
> Unglück kommt aus dir selbst.
> Ohne Selbst, wie könnte es da
> Unglück geben?«
> Aus: Lao Tse, »Tao Te King«

Das eigene »begrenzte Bewußtsein« zu erkennen und sich
davon zu befreien, ist der erste Schritt auf dem Weg, sich für die
gewaltigen Heilkräfte und Energien zu öffnen, die Leben schaffen und erhalten. Begrenztes Bewußtsein erweitern heißt zu
erfahren, wie sich die alchimistischen Substanzen der Materie
und die magische Kraft des Geistes in dem sich ergänzenden,
Veränderung hervorbringenden Zusammenspiel von *Yin* und
Yang zusammenschließen – in der dynamischen Polarität von
Gegensätzen, die alles Leben hervorbringt. Begrenztes Bewußtsein erweitern heißt auch, hier und jetzt die Rückkehr zur
ursprünglichen, endlosen Leere und Stille des »Wu-chi« zu erleben, der allumfassenden Ganzheit als Quelle unseres Seins und
Wohlbefindens. Und auf dieser bemerkenswerten Reise in unser
Selbst kann unser Atem uns den Weg weisen.

KAPITEL 1

ATEMMECHANIK

Der Vorgang des Atmens veranschaulicht auf lebendige Weise, wie wir das begrenzte Bewußtsein unseres Selbst erweitern und uns damit den in unserem Inneren und unserem Umfeld vorhandenen Heilkräften öffnen können. Mit jedem Atemzug nehmen wir rund 10^{22} Atome in uns auf, darunter nahezu eine Million derselben Atome, die zuvor schon LAO TSE, BUDDHA, CHRISTUS und jeder andere Mensch, der jemals auf dieser Erde lebte, eingeatmet hatten. Während des Ausatmens geben wir diese Atome wieder in die Atmosphäre ab, wo sie sich für gegenwärtige und künftige Generationen erneuern. Mit jedem Atemzug nehmen wir Sauerstoff in uns auf, der von den Pflanzen dieser Erde als »Abfallprodukt« in die Atmosphäre abgegeben wird. Und mit jedem Ausatmen gelangt Kohlendioxid als »Abfallprodukt« in die Atmosphäre, das dann wiederum von ebendiesen Pflanzen aufgenommen wird. Die Natur kennt keine Verschwendung. Unser Atem ist ein Glied in der ökologischen Kette des Kosmos – der Erhaltung, Umwandlung und des Austausches von Substanzen im komplexen Stoffwechsel der Natur. Durch das wahrnehmbare Wechselspiel zwischen Yin und Yang, zwischen negativ und positiv und zwischen Aus- und Einströmen verbindet der Atem unsere sogenannte innere Welt mit dem unermeßlichen Spektrum der äußeren Welt – der Erde, ihrer Atmosphäre und allem organischen Leben. Atmen weist uns den Weg, Altgewohntes abzulegen und uns neuen Erfahrungen zu öffnen – vorausgesetzt, es gelingt uns, dieses Geschehen nach und nach ganzheitlich zu begreifen und in unser Leben einzubeziehen. Dieser Vorgang führt uns zu der Erkenntnis, wer und was wir eigentlich sind, und bringt uns auf den Weg zu Gesundheit und Wohlbefinden.

EIN PERSÖNLICHER BLICK ZURÜCK

Was mich selbst betrifft, hatte die Atmung eine ganz besondere Bedeutung für mich, noch ehe ich begriff, weshalb. Als Kind fand ich es ungeheuer spannend, die Luft anzuhalten. Oftmals lag ich im Bett und hielt ungefähr zwei Minuten lang den Atem an, ehe ich wieder nach Luft schnappte. Als ich dann, zum jungen Mann herangewachsen, anfing, Anzüge zu tragen, stellte ich fest, daß mir engsitzende Kragen und Krawatten Unbehagen verursachten. Erst sehr viel später, als ich Anfang Dreißig war, erfuhr ich von meiner Mutter, daß ich in Steißlage geboren worden war und die Ärzte fest damit gerechnet hatten, daß ich – mit der Nabelschnur eng um den Hals – wohl nicht lebend zur Welt kommen würde. Tatsächlich lag die Nabelschnur um den Hals, aber dennoch konnte ich atmen – den kostbaren Nektar in mich aufnehmen, den wir Luft nennen.

Heute ist mir allerdings klar, daß mein 30stündiges Bemühen, das Licht der Welt zu erblicken und meinen ersten Atemzug zu machen, sich nachhaltig auf meinen Körper und mein Nervensystem auswirkten und den Grundstein für einige der tiefsitzenden Ängste und Unsicherheiten legten, die oftmals mein Verhalten als Erwachsener bestimmten. Überdies weiß ich heute, daß meine fest verankerte Vorstellung, man könne nur durch Beharrlichkeit und Kämpfen im Leben einen Sinn und Zufriedenheit finden – Verhaltensweisen, die mir während der Geburt, in meiner Kindheit und Jugend zustatten gekommen waren –, mit zunehmenden Alter zum Stolperstein für meine Gesundheit und seelische Entwicklung wurde. All dies trat immer deutlicher zutage, als sich der beengende Einfluß meiner Atmung auf mein sensorisches und emotionales Bewußtsein zunehmend abschwächte und mein Atem nach und nach mein ganzes Selbst durchströmte.

ZUSAMMENHÄNGE ERKENNEN UND BEACHTEN

Worin besteht nun der Zusammenhang zwischen Atmen einerseits und Selbsterfahrung sowie Gesundheit und Wohlbefinden andererseits? Was hat es mit der Beziehung zwischen der Atmung und unserer Suche nach Selbsterkenntnis und innerem Wandel auf sich? Will man auf diese Fragen eine befriedigende Antwort finden, aus der ein Gewinn für das ganze Leben erwächst, genügt es nicht, an einem Wochenendseminar über Rebirthing oder Intensivatmung teilzunehmen oder einfach Atemübungen aus einem Magazin oder Buch zu absolvieren. Aufgrund der engen Beziehung zwischen Körper und Geist, der vielfältigen Art und Weise, in der sie einander kaum merklich, aber nachhaltig beeinflussen, erfordert jede beständige, erfolgreiche Arbeit mit dem Atem *genaue Kenntnisse* von der Mechanik der natürlichen Atmung und ihrer Beziehung zu Muskulatur, Emotionen und Gedanken. Mit einem klaren Bild der Vorgänge vor Augen fällt es leichter, sich der eigenen Atemgewohnheiten bewußt zu werden. Durch gezieltes Wahrnehmen dieser Atemmuster fangen wir an, die verschiedenen psycho-physischen Kräfte zu spüren und zu fühlen, die aus Vergangenheit und Gegenwart auf unseren Atem einwirken. Und mit der Wahrnehmung dieser Energien im eigenen Körper erkennen wir allmählich, daß wir unsere Atmung als Puffer zwischen uns selbst und den physischen uns psychischen Erfahrungen und Erinnerungen einsetzen, die zu problematisch oder schmerzvoll sind, um sich ihnen zu stellen. Und am Ende führt die Integration von geistiger Klarheit und sensorischer wie emotionaler Bewußtheit zum Erspüren der außergewöhnlichen Kraft natürlicher Atmung und ihres förderlichen Einflusses auf den Prozeß des Heilens und »Ganzwerdens«.

ANATOMIE DER ATMUNG

Die meisten Menschen atmen etwa zwölf- bis 14mal pro Minute im wachen Ruhezustand und sechs- bis achtmal im Schlaf. Babys atmen etwa doppelt so oft. Je nachdem, was wir gerade tun oder erleben, kann sich die Atemfrequenz dramatisch verändern. Extreme körperliche Aktivität oder Streß beispielsweise lassen die Rate unter Umständen auf über 100 Atemzüge pro Minute hochschnellen. Bei Leuten, die sich bewußt und eingehend mit ihrer Atmung befassen, kann die Ruhefrequenz im Wachzustand auf vier bis acht Atemzüge pro Minute sinken, weil sie beim Ein- und Ausatmen in der Regel mehr Sauerstoff aufnehmen beziehungsweise Kohlendioxid abgeben.

Brusthöhle und Lunge

Der Vorgang des Atmens findet vorwiegend in der Brusthöhle statt, die oben und seitlich von den (nach unten und vorn geneigten) Rippen und den dazugehörigen Zwischenrippen- oder Interkostalmuskeln umschlossen und am unteren Rand von der gewölbten Muskel-Sehnen-Platte des Zwerchfells begrenzt ist (Abb. 1). In der Brusthöhle liegen das Herz und die beiden leicht pyramidenförmigen Lungenflügel; der rechte ist in drei und der linke in zwei Lappen unterteilt. Die Lungenlappen bestehen aus einem schwammartigen Labyrinth von Lungenbläschen (Alveolen), deren Oberfläche insgesamt etwa 100 m² beträgt. Überzogen sind die am unteren Rand auf dem Zwerchfell aufsitzenden Lungenflügel mit der Pleura (Brustfell), einer

Abbildung 1

Brusthöhle

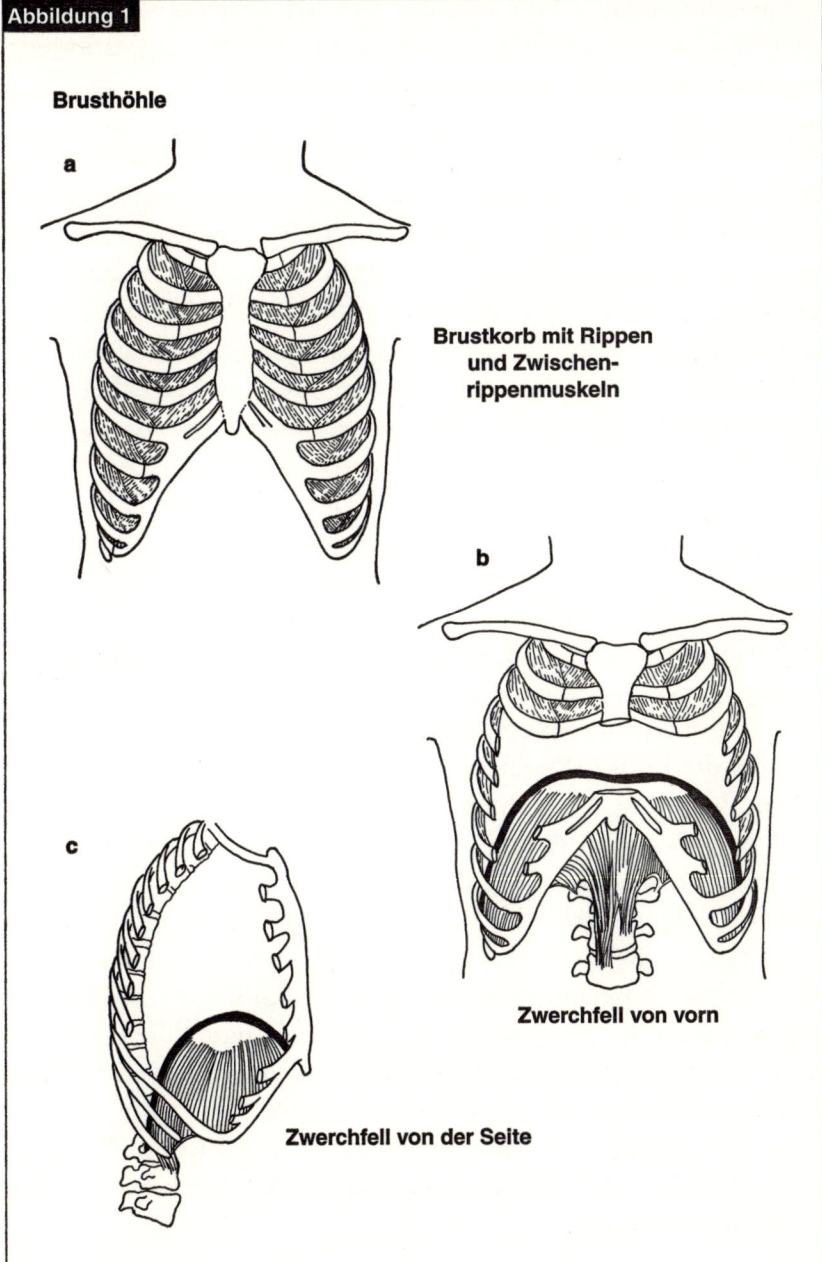

a

Brustkorb mit Rippen
und Zwischen-
rippenmuskeln

b

c

Zwerchfell von vorn

Zwerchfell von der Seite

doppelschichtigen Membran, die den Brustkorb auskleidet. Da
sie sehr elastisch sind, können sich die Lungenflügel frei in jede
Richtung bewegen, mit Ausnahme der Punkte, wo sie durch
Kanäle und Arterien mit Luftröhre und Herz verbunden sind.
Trotz einer Gesamtkapazität von 5000 ml Luft werden beim
durchschnittlichen Atemzug nur etwa 500 ml ausgetauscht.
Auch wenn man lernen kann, mehr Luft auszuatmen, als dies
normalerweise der Fall ist, bleibt selbst bei noch so kraftvollem
Ausatmen eine Reserve von etwa 1000 ml Luft in der Lunge
zurück, die verhindert, daß die Lungenflügel vollständig entleert
werden. Man sieht also, daß sich die meisten Menschen ihre
Lungenkapazität nur zu einem geringen Anteil zunutze
machen.

Während des normalen Tagesablaufes achten wir nur selten
auf unsere Atmung; tun wir es dennoch einmal, können wir
spüren, wie sich die Brusthöhle einem Blasebalg gleich ausdehnt
und zusammenzieht. Beim Einatmen dehnen sich die Zwi-
schenrippenmuskeln und heben die Rippen an, das Brustbein
bewegt sich etwas nach oben, und das Zwerchfell flacht sich
nach unten ab. In dem erweiterten Raum entsteht ein Teilvakuum, das die Lungenflügel nach außen zur Brustwand und nach
unten Richtung Zwerchfell zieht; und damit vergrößert sich
mit der von außen einströmenden Luft ihr Volumen (Abb. 2).
Die Einatemluft enthält etwa 20 Prozent Sauerstoff und 0,03
Prozent Kohlendioxid; der Rest ist Stickstoff. Während des Ausatmens erschlafft die Zwischenrippenmuskulatur, und das Brustbein senkt sich nach unten; das Zwerchfell gibt nach, wölbt sich
wieder nach oben, und während sich die Lungenflügel auf ihre
ursprüngliche Größe zusammenziehen, wird die verbrauchte
Luft nach oben durch die Luftröhre ausgestoßen (Abb. 3). Die
Ausatemluft enthält 16 Prozent Sauerstoff, vier Prozent Kohlendioxid und ist mit Wasserdampf gesättigt, der durch Stoffwechselvorgänge entsteht.

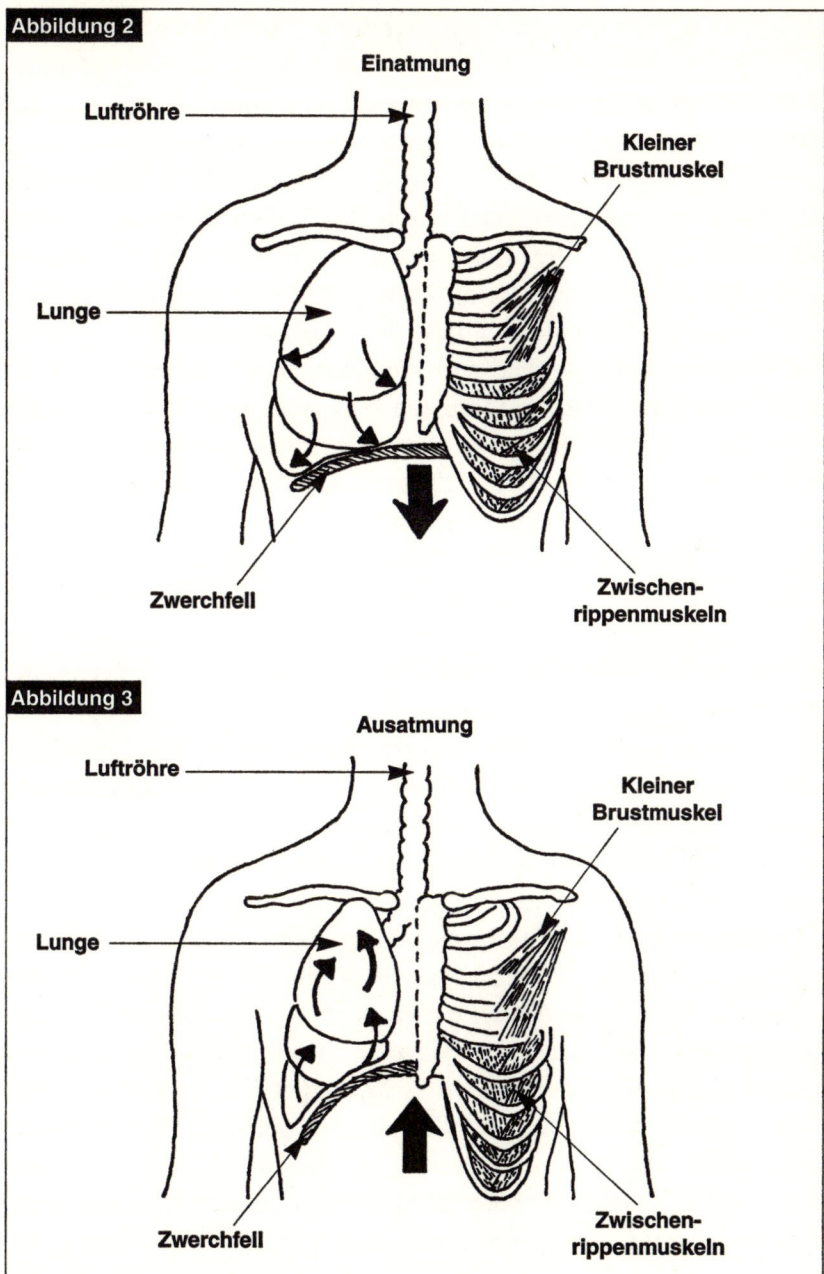

Abbildung 2

Einatmung

Luftröhre

Kleiner
Brustmuskel

Lunge

Zwerchfell

Zwischen-
rippenmuskeln

Abbildung 3

Ausatmung

Luftröhre

Kleiner
Brustmuskel

Lunge

Zwerchfell

Zwischen-
rippenmuskeln

Die Bewegung der Luft durch die oberen Atemwege

Mit der Luft in die Nase gelangende Staub- und Schmutzpartikel werden durch die auf der Nasenschleimhaut sitzenden Flimmerhärchen ausgefiltert. Auf ihrem Weg durch die Nasenpassage erwärmt sich die Luft, und durch die Schleimhaut der Nasenscheidewand, die die Nase in zwei Höhlen teilt, wird sie befeuchtet. Gelangen zu viele Staubpartikel in die Nase, sondern wir automatisch Schleim ab, in dem sie sich sammeln, oder sie werden durch Niesen ausgestoßen. Im allgemeinen strömt die Luft nicht gleichmäßig durch die Nasenpassage, weil die beiden Nasenlöcher in der Regel wechselweise durchgängiger oder stärker blockiert sind. Erklären läßt sich dies durch eine Verlagerung des Blutstromes zwischen den beiden Nasenlöchern in einem Rhythmus von etwa eineinhalb bis zwei Stunden.[2]

Von der Nase aus strömt die Luft den Rachen hinunter, jenen Bereich an der Mundhöhlenrückwand, wo Mund- und Nasenhöhle zusammentreffen und der Schluck- und Atemvorgang durch das (vom unteren Hirnstamm gesteuerte) Rachengeflecht koordiniert wird. Von hier aus strömt sie durch das Lymphgewebe von Rachen- und Gaumenmandeln, die Krankheitskeime aufnehmen, und weiter an Kehlkopf und Stimmbändern vorbei schließlich in die aus Knorpel- und Muskelgewebe bestehende Luftröhre oder Trachea. Die Luftröhre teilt sich in die beiden Hauptbronchien, die die Lungenflügel versorgen (Abb. 4). Luftröhre und Bronchien sind mit Schleimhaut ausgekleidet; ihre Zellen produzieren Schleim, in dem sich Staubpartikel und Krankheitskeime sammeln. Winzige Flimmerhärchen transportieren Schleim und restliche Schmutzpartikel aus der Lunge über Luftröhre und Kehlkopf in die Speiseröhre. Sammeln sich allzu viele Staubpartikel, chemische Reizstoffe oder Schleimklumpen in den Bronchien, kommt es zu einem krampfartigen Husten – einer heftigen Muskelkontraktion und Verengung der Bronchien, durch die die toxischen Stoffe mit einer Wucht, die

Abbildung 4

**Der Weg der Luft
in die Lungen**

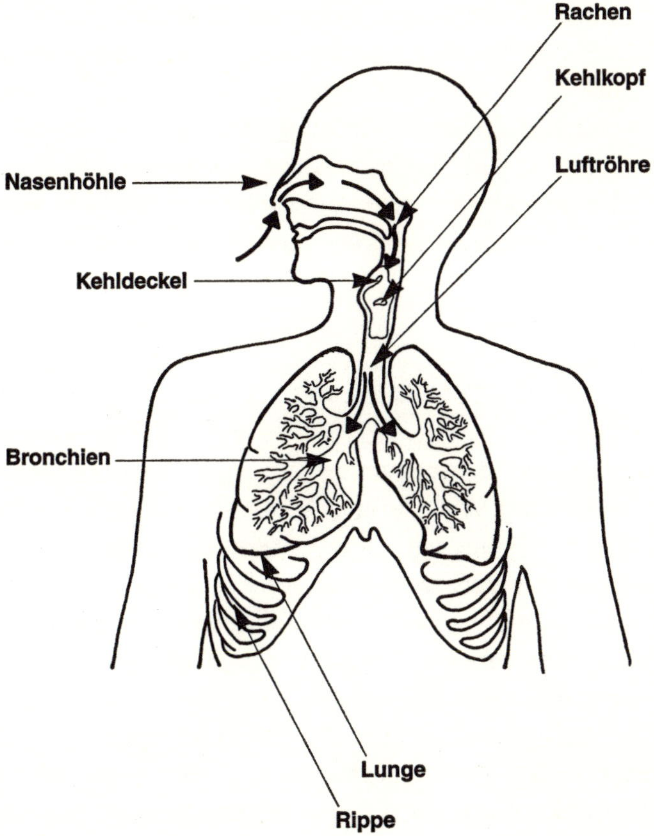

Rachen

Kehlkopf

Luftröhre

Nasenhöhle

Kehldeckel

Bronchien

Lunge

Rippe

die Windstärke eines Tornados übertreffen kann, hinausge-
schleudert werden.

In der Lunge verzweigen sich die Bronchien zu immer kleiner werdenden Ästchen, den sogenannten Bronchiolen. Sie
besitzen eine Muskelwand, die den Luftstrom unterbinden
kann, und zweigen sich am Ende in rund 400 Millionen Lungenbläschen oder Alveolen auf. In diesen Alveolen findet der
lebenspendende Austausch zwischen Sauerstoff und Kohlendioxid statt. Im Zuge dieses Gasaustausches gelangt frischer
Sauerstoff in den Blutkreislauf und wird von den roten Blutkör-
perchen durch den gesamten Organismus transportiert, während
gasförmige Abfallprodukte wie beispielsweise Kohlendioxid
über das Blut in die Lunge gelangen und von dort ausgeatmet
werden.

FORMEN DER ATMUNG

Je nach körperlicher Beanspruchung (Liegen, Sitzen, Gehen,
Laufen) und seelischer Verfassung (Gelassenheit, Zorn, Überlastung, Glücksgefühl) bewegt sich unsere Atmung zwischen
schnell und langsam, zwischen flach und tief und liegt mehr
oder minder ausgeprägt schwerpunktmäßig in einer oder mehrerer der drei elementaren Formen des Atmens: *Zwerchfellatmung, Brustatmung* und *Schlüsselbeinatmung.* An der oftmals als
»ganzheitliche Yoga-Atmung« bezeichneten Tiefatmung sind alle
drei Formen beteiligt. Nach Aussagen von Dr. ALAN HYMES,
Facharzt für Herzkreislauf- und Lungenerkrankungen und Pionier auf dem Gebiet der Atemforschung, »... setzt diese Form
der Atmung durch eine Kontraktion des Zwerchfells ein. Die
unteren Rippen dehnen sich etwas, der Oberbauch wölbt sich
vor, und damit werden die unteren Lungenbereiche mit Sauerstoff versorgt. Im weiteren Verlauf des Einatmens setzt die Brustatmung ein; die mittleren Lungenabschnitte dehnen sich aus,

und der Brustkorb weitet sich. Am Ende der Einatemphase strömt durch geringfügiges Anheben des Schlüsselbeins noch mehr Luft ein, und die Lungenspitzen dehnen sich aus. Bei dieser Form der Einatmung werden also der Reihe nach alle Lungenabschnitte versorgt« (aus: RAMA, BALLENTINE, HYMES, »*Science of Breath: A Practical Guide*«). Wir werden noch darauf zu sprechen kommen, daß die meisten Menschen, ungeachtet ihrer Verfassung, vorwiegend Brust- und Schlüsselbeinatmung gewohnt sind und wenig Erfahrung mit der Zwerchfellatmung haben. Auf diese Weise gelangt nur selten Luft in die äußersten Winkel der Lungenflügel – also dorthin, wo ein besonders großer Sauerstoffbedarf besteht.

INNERE ATMUNG

Neben der äußeren Atmung gleich welcher Art gibt es auch eine innere Atmung. Dieser als Gasaustausch bezeichnete Prozeß findet in den Zellen statt: Sie nehmen fortwährend Sauerstoff aus dem Blut auf und geben Kohlendioxid an den Blutstrom ab. In den Zellen, insbesondere in den Mitochondrien, wird Nahrung mit Hilfe von Sauerstoff in körpereigene Energie umgewandelt. Zu dieser Umwandlung kommt es, wenn Kohlenhydrate unter Verwendung von Sauerstoff langsam verbrennen. Die aus dem Zusammenspiel von Sauerstoff und Kohlenhydraten gewonnene Energie wird in Form von ATP (Adenosintriphosphat) gespeichert, das dann als Energiequelle allen Körperzellen zur Verfügung steht. Abfallprodukte wie beispielsweise Kohlendioxid werden an den venösen Blutstrom abgegeben und gelangen schließlich über die Lunge zurück in die Atmosphäre.

ATEMZENTRUM

Die Atmung und ihre Beziehung zur körpereigenen Energiegewinnung ist für unser Überleben von grundlegender Bedeutung, und deshalb sind wir von Natur aus kaum imstande, sie
bewußt zu steuern. Der Vorgang des Atmens geschieht zumeist
unwillkürlich und wird überwiegend durch das Atemzentrum
des vegetativen Nervensystems reguliert. Die wichtigste Rolle
spielt dabei der Vaguskern im verlängerten Mark – dem Ner-
vengeflecht am Boden der vierten Hirnkammer (Abb. 5). Vom
Atemzentrum, das am Hinterkopf sitzt (an der Stelle, wo Wirbelsäule und Schädelbasis zusammentreffen), laufen Nervenimpulse
über das Rückenmark zu Zwerchfell und Zwischenrippenmus-
keln und geben das Signal zum Einatmen. Äste des aus dem
Atemzentrum kommenden Vagusnervs (X. Hirnnerv) registrie-
ren das Ausdehnen der Lungenflügel während der Einatmung
und unterbrechen dann automatisch den Vorgang, so daß
die Ausatmung einsetzt.
Der Atemapparat ist mit
den meisten sensorischen
Nerven des Körpers ver-
bunden. Jeder durch Sin-
neswahrnehmung ausge-
löste plötzliche oder chronische Reiz (Stimulation)
kann sich unmittelbar auf
Stärke oder Geschwin-
digkeit der Atmung aus-
wirken oder sie gänzlich
zum Stillstand bringen.
Etwas überaus Schönes
beispielsweise nennt man
nicht ohne Grund »atem-
beraubend«, während sich

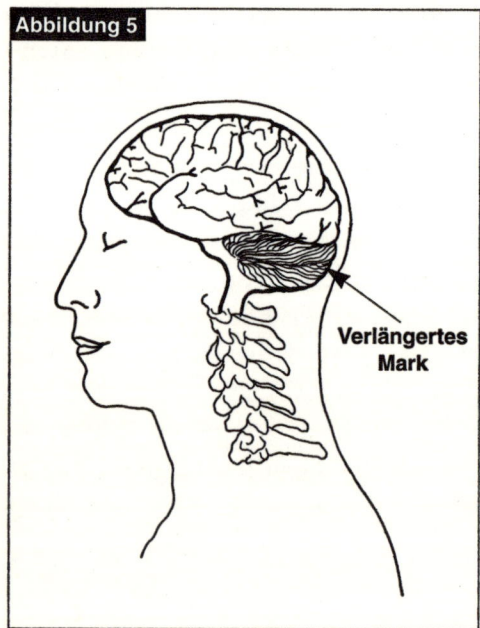

Abbildung 5

Verlängertes
Mark

bei Schmerz, Spannung oder Streß die Atmung in der Regel beschleunigt oder abflacht. Natürlich kann man innerhalb gewisser Grenzen den Atem absichtlich anhalten, die Ein- und Ausatmungsphase nach Belieben verlängern oder verkürzen, tiefer atmen und so weiter. In diesem Fall umgehen die willentlich in der Großhirnrinde erzeugten Nervenimpulse das Atemzentrum und laufen über dieselbe Nervenbahn wie bei der willentlichen Regulation der Muskeltätigkeit.

Säure-Basen-Gleichgewicht

Das Atemzentrum arbeitet auf der Basis vom Säure-Basen-Gleichgewicht des Blutes. Auf dieses Gleichgewicht reagieren die Zellen empfindlich. In einem gesunden Organismus muß das Blut leicht alkalisch (pH-Wert 7,4) sein. Jede noch so geringe Abweichung birgt Risiken in sich. Nimmt die Stoffwechseltätigkeit aufgrund körperlicher Beanspruchung, emotionaler Belastung oder sensorischer Reize zu, steigt die Produktion von Kohlendioxid und anderen Säuren und damit der Säuregehalt des Blutes. Um diesem Anstieg entgegenzuwirken und das Säure-Basen-Gleichgewicht aufrechtzuerhalten, erhöht das Atemzentrum automatisch die Atemfrequenz. Auf diese Weise gelangt mehr Sauerstoff in den Organismus, und überschüssiges Kohlendioxid wird ausgeschieden. Flaut die Stoffwechseltätigkeit während Entspannungs- oder Ruhephasen ab, verringert sich die Produktion von Kohlendioxid, und die Atmung verlangsamt sich von selbst.[3]

Im großen und ganzen lassen sich die elementaren Stoffwechselvorgänge während des Atmungsprozesses zwar nicht verändern, aber auf vielerlei Weise »indirekt« beeinflussen. Eine Möglichkeit besteht darin, zu starke Anspannung bei Körperhaltung, Bewegung und Aktivitäten zu vermeiden. Verspannungen, an denen auch immer Muskelkontraktionen beteiligt sind, erzeugen Milchsäure und Kohlendioxid. Der Abbau von chronischer Anspannung hemmt die Produktion von solchen Abfallprodukten, entlastet den Organismus, der diese Schlacken wieder loswerden muß, und wirkt sich zudem günstig auf die Koordination der verschiedenen an der Atmung beteiligten Mechanismen aus. Und dank der ausgewogenen Koordination dieser Mechanismen können wir Sauerstoff aufnehmen und Kohlendioxid ausscheiden, ohne dabei dem Organismus mehr als unbedingt nötig abzuverlangen.

ATEMMUSKULATUR

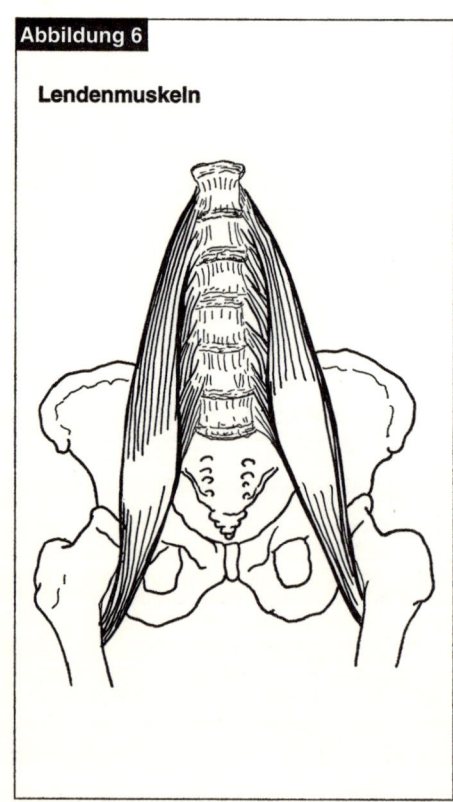

Abbildung 6

Lendenmuskeln

Eine gesunde Atmung erfordert nicht nur das harmonische Zusammenspiel von Zwerchfell, Zwischenrippen- und Bauchmuskeln, sondern auch die Beteiligung anderer Muskelgruppen im ganzen Körper. Dazu zählen unter anderem die tiefen Rückenstrecker, die uns entgegen der Schwerkraft senkrecht halten, sowie die Lendenmuskeln; sie verbinden die unteren Brust- und die Lendenwirbel mit Becken und Oberschenkelknochen und sind an der Beugung von Hüfte und Wirbelsäule beteiligt (Abb. 6). Überflüssige Anspannung in der Mus-

kulatur von Schultergürtel, Brust und Bauch, Rücken oder
Becken – einerlei ob durch negative Emotionen, physische oder
psychische Belastung hervorgerufen, durch ein Trauma, eine Ver-
letzung oder Fehlhaltung – läßt den Kohlendioxidspiegel im Blut
ansteigen und beeinträchtigt die Koordination der Atemmechanismen. Überdies führen derlei Verspannungen zu einer Überrei-
zung der Empfindungsnerven, die sich – wie wir später sehen
werden – negativ auf unsere gesamten Körperfunktionen aus-
wirkt.

Das Zwerchfell – der »spirituelle Muskel«

Vom gesundheitlichen Standpunkt aus betrachtet ist das
Zwerchfell der wichtigste
Atemmuskel. Er bildet das
Fundament einer gesunden
Atmung, doch nur wenige
Menschen sind sich dessen
bewußt und machen sich
diesen Muskel voll zunutze.
Das Zwerchfell – eine große, kuppelförmige Muskel-
Sehnen-Platte – bildet den
Boden des Brustraumes und
die »Decke« des Bauchrau-
mes (Abb. 7). Es besitzt Öffnungen für den Durchtritt
mehrerer wichtiger Körper-
systeme, deren Funktion es
auch beeinflussen kann. Dazu zählen unter anderem die
Speiseröhre, durch die Nah-

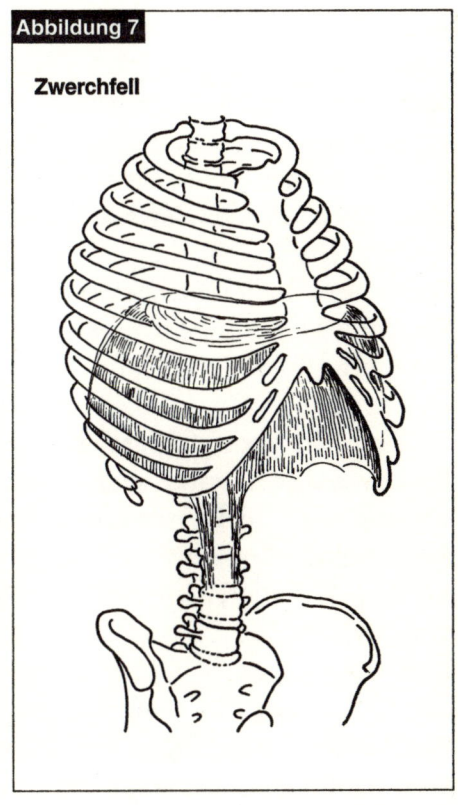

Abbildung 7

Zwerchfell

rung in den Magen gelangt, die Aorta, die die Arterien aller Gliedmaßen und Organe (mit Ausnahme der Lunge) mit Blut aus dem Herzen versorgt, und die Vena cava (Hohlvene), durch die venöses Blut aus den verschiedenen Körperregionen zum Herzen zurückströmt. Hinzu kommen mehrere Nerven, darunter auch der Vagusnerv, der sich vom verlängerten Mark aus zu den verschiedenen inneren Organen hin verzweigt.

Bei einem Funktionsausfall des Zwerchfells kann man zwar trotzdem atmen, aber gerade der rhythmische Wechsel zwischen Kontraktion und Erschlaffung dieses Atemmuskels regt die Atmung an und wirkt sich auf die physische und psychische Gesundheit ausgesprochen förderlich aus. Beim Einatmen zieht sich das Zwerchfell normalerweise zusammen. Dabei flacht seine Kuppel in Richtung Bauchorgane ab, und der Brustkorb weitet sich durch Einwirkung der Brustmuskulatur nach außen und oben. Diese kolbenartige Auf- und Abwärtsbewegung erzeugt ein Teilvakuum, das – wie bereits erwähnt – die Luft in die Lunge saugt. Atmet man vollständig ein, kann das Zwerchfell seinen Bewegungsspielraum verdoppeln oder gar verdreifachen und dabei teils unmittelbar, teils indirekt Magen, Leber und Bauchspeicheldrüse, Nieren und Darm massieren. Durch diese Massage werden Darmtätigkeit, Durchblutung und Lymphstrom angeregt und die Resorption von Nährstoffen unterstützt.

Selbst ein geringfügiger Zuwachs in der Abwärtsbewegung des Zwerchfells wirkt sich schon wohltuend auf die inneren Organe aus und ist mit einem beachtlichen Anstieg der Luftzufuhr in die Lunge verknüpft. Jeder zusätzliche Millimeter, den sich das Zwerchfell abwärts bewegt, bringt einen Luftzuwachs von 250 bis 300 ml. Nach den Ergebnissen wissenschaftlicher Untersuchungen in China können Anfänger auf dem Gebiet der Tiefatmung innerhalb von sechs bis zwölf Monaten lernen, die Abwärtsbewegung ihres Zwerchfells um durchschnittlich vier Millimeter zu vergrößern und die Luftzufuhr in ihre

Lunge um mehr als 1000 ml zu steigern (nach: *»300 Questions on Qi Gong Exercises«*, Guandong Science and Technology Press, 1994).[4]

Bei maximaler Einatmung wirken die Bauchmuskeln durch spontane Kontraktion der Abwärtsbewegung des Zwerchfells und damit einer weiteren Ausdehung der Lunge entgegen. Mit dem Einsetzen der Ausatmung erschlafft das Zwerchfell, wird nach oben geschoben und preßt die Luft aus der Lunge. Atmet man vollständig aus, drängt es kräftig gegen Herz und Lunge und belebt und stärkt diese beiden Organe. Tao-Meister MANTAK CHIA sieht im Zwerchfell nichts Geringeres als einen *spirituellen Muskel*. »Da es das Herz anregt und die Flamme der Verdauung und des Stoffwechsels anfacht, spielt das Muskelgeflecht des Zwerchfells für die Aufrechterhaltung von Gesundheit, Vitalität und Wohlbefinden eine vielfach unterschätzte Rolle« (aus: MANTAK CHIAS privaten Aufzeichnungen).

Beeinträchtigung des Zwerchfells

Bedauerlicherweise können sich die meisten Menschen die wohltuende Funktion des »spirituellen Muskels« nicht voll zunutze machen, und zwar aus zwei Gründen: Zum einen wird die Zwerchfelltätigkeit durch das sympathische Nervensystem ungünstig beeinflußt; Ursache hierfür sind Dauerstreß, Angstgefühle und die negativen Aspekte des Lebens (auf das sympathische Nervensystem werde ich im nächsten Kapitel noch näher eingehen). Zum anderen wirken sich auch unnötige Verspannungen in Muskulatur, Sehnen und Bändern sowie Fehlbildungen der Skelettstruktur negativ aus. Zum besseren Verständnis des letztgenannten Punktes sollte man etwas über Lage und Ansatzpunkte des Zwerchfells am Skelettknochen wissen. Die meisten Muskeln des Körpers sind an zwei verschiedenen Knochen angeheftet — einem unbeweglichen, dem sogenannten »Ursprung«, und an einem zweiten, als »Ansatz« bezeichneten

Knochen, der sich aufgrund der Muskelkontraktion bewegt. Ganz anders verhält es sich mit dem Zwerchfell: Es ist an den Innenseiten der unteren Rippen und an der Lendenwirbelsäule nahe den Lendenmuskeln befestigt, besitzt aber keinen Ansatzpunkt im eigentlichen Sinn, sondern setzt an seinem eigenen, unmittelbar unter dem Herzen am Brustbein verankerten Sehnenzentrum (Abb. 8) an. Gesundheit und Beweglichkeit von Wirbelsäule und Becken und der dazugehörigen Muskulatur wirken sich also auf die Funktion des Zwerchfells aus, werden aber ihrerseits wiederum nicht nur von unseren Haltungsgewohnheiten, sondern auch von Emotionen und unserer inneren Einstellung beeinflußt.

Besonders ungünstig wirkt sich überflüssige Anspannung im

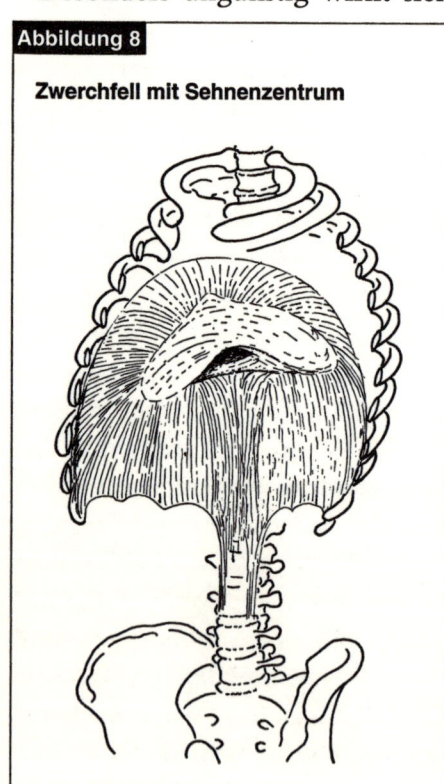

Abbildung 8

Zwerchfell mit Sehnenzentrum

Bereich der Bauchmuskulatur und inneren Organe auf die Zwerchfellfunktion aus – zumeist eine Folge von Dauerstreß, unterdrückten Emotionen und einer übermäßig negativen Einstellung, mitunter aber auch des in Modemagazinen und Fitneßstudios propagierten Idealbildes vom flachen Waschbrettbauch. Zu stark angespannte Bauchmuskeln behindern die Abwärtsbewegung des Zwerchfells. In diesem Fall verlagert sich der Fixpunkt des Zwerchfells von Brustkorb und Wirbelsäule auf das Sehnenzentrum, und so kommt es durch die Zwerchfell-

kontraktion während des Einatmens zu einem ausgeprägten
Anheben der Rippen.

Ausgleich für eine eingeschränkte Zwerchfellfunktion

Bei angespannter Bauchmuskulatur und eingeschränkter Zwerchfellfunktion verringert sich das Platzangebot für die Lunge.
Zum Ausgleich – insbesondere in Zeiten physischer oder psychischer Belastung, wenn ohnehin mehr Energie gebraucht
wird – müssen wir entweder schneller atmen (was zu Hyperventilation führen und den sogenannten »Fight-or-Flight«- oder
»Kampf-oder-Flucht«-Reflex auslösen kann) oder den Brustkorb stärker ausdehnen und das Schlüsselbein hochziehen.
Brustkorb und Schlüsselbein sind allerdings ziemlich unbeweglich, und deshalb erfordert dieses verstärkte Ausdehnen einen
Mehraufwand an Muskelkraft und Energie und führt letztendlich zu einer verminderten Sauerstoffaufnahme während jedes
Atemzuges.

Werden wir aufgefordert, tief einzuatmen, ziehen die meisten
von uns den Bauch kräftig ein, dehnen den Brustkorb und ziehen die Schultern hoch – und demonstrieren mit dieser »Brustatmung« auf keineswegs komische Weise, wie die Mehrheit der
Menschen fast immer atmet (Abb. 9). Das Resultat dieser
Anstrengung ist allerdings keine tiefe, sondern eine flache
Atmung. Wie sich im weiteren Verlauf dieses Buches noch deutlicher zeigen wird, muß sich beim tiefen Einatmen die Bauchwand nach außen wölben, damit sich das Zwerchfell weiter
absenken und die Lungenflügel im unteren Bereich stärker ausdehnen können. Ein Hochziehen der Schultern entlastet zwar
die Rippenbögen und erlaubt den Lungenspitzen, sich stärker
auszudehnen, aber der potentielle Volumenzuwachs ist in diesem
Bereich wesentlich geringer als an der Lungenbasis. Für Personen, die in Brustkorb-, Zwerchfell- und Bauchregion relativ
unelastisch sind oder die an Asthma beziehungsweise einem

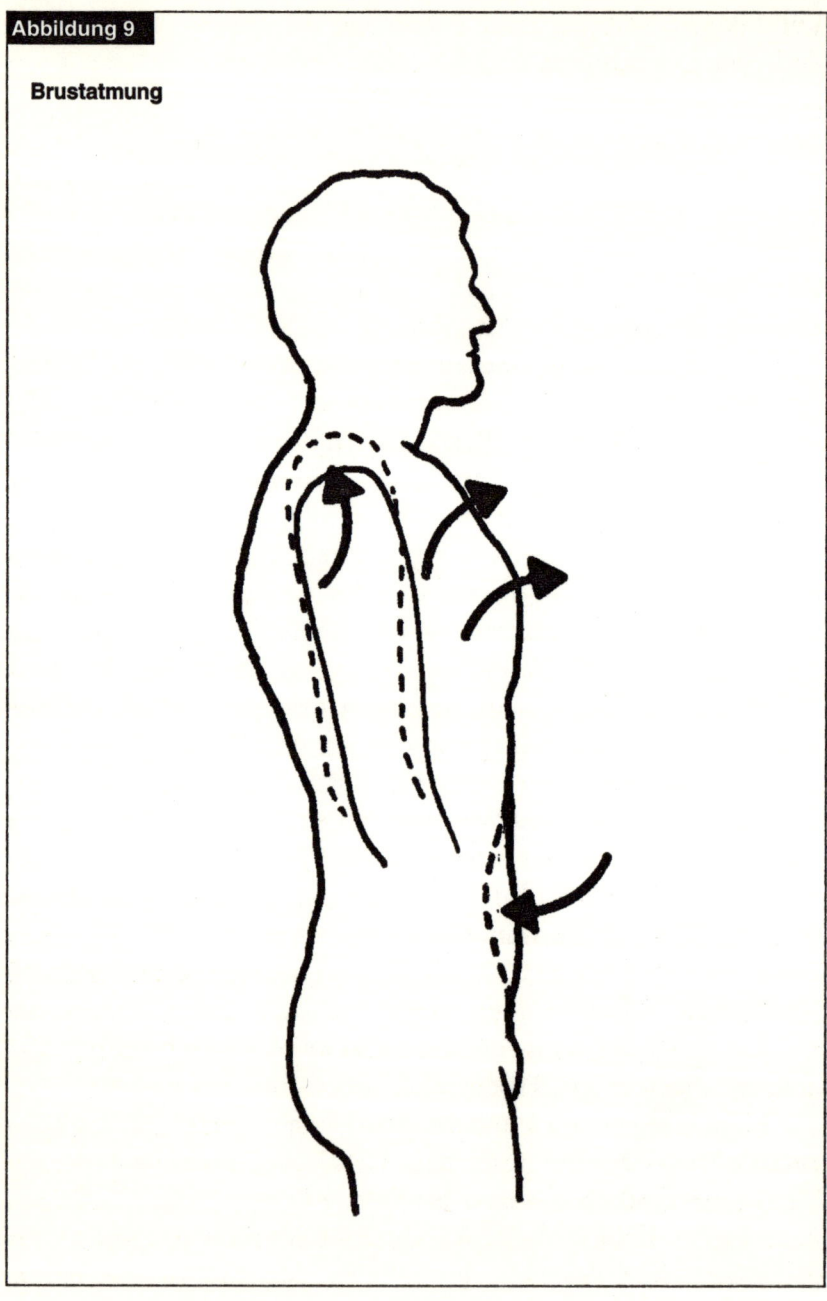

Abbildung 9

Brustatmung

Emphysem leiden, ist das Ausdehnen des oberen Brustraumes und Hochziehen der Schultern eine effiziente Notlösung für eine vermehrte Luftzufuhr; aber die meisten anderen Menschen zementieren durch diese Methode nur ihre schlechten Atemgewohnheiten und unterminieren damit ihre Gesundheit und Vitalität.

DIE SCHÄDLICHEN AUSWIRKUNGEN SCHLECHTER ATEMGEWOHNHEITEN

Schlechte Atemgewohnheiten, bei denen sich das Zwerchfell nicht über seinen gesamten Bewegungsspielraum ausdehnen und die rhythmische Bewegung im Bereich der Bauchmuskeln, Organe und Gewebe anregen und aufrechterhalten kann, wirken sich in vielerlei Hinsicht schädlich auf den Organismus aus. Unzulängliche Atmung beeinträchtigt die Leistungsfähigkeit der Lunge und damit die Sauerstoffversorgung der Zellen. Zwangsläufig müssen wir zwei- bis viermal so viele Atemzüge machen wie bei natürlicher Bauchatmung, und dies führt zu einem Anstieg der Atem- und Herzfrequenz und damit zu einem erhöhten Energieverbrauch. Überdies verlangsamt sich der venöse Blutstrom, der die Stoffwechselendprodukte aus den Zellen zu Nieren und Lunge transportiert, über die sie dann ausgeschieden werden, ehe sie Schaden anrichten können. (In diesem Zusammenhang ist es wichtig, sich vor Augen zu halten, daß 70 Prozent der Abfallprodukte über die Lunge ausgeatmet werden; der Rest wird mit dem Harn, den Exkrementen und über die Haut ausgeschieden.)

Schlechte Atemgewohnheiten behindern auch das Lymphsystem in der Bewältigung seiner Aufgabe, Viren und Krankheitskeime abzufangen und zu vernichten, und damit bleibt den Eindringlingen mehr Zeit, den Organismus zu schädigen. Überdies vermindert sich die Produktion der für den Verdauungspro-

zeß notwendigen Verdauungssäfte, einschließlich des Enzyms
Pepsin, und die Peristaltik verlangsamt sich, das heißt die
rhythmischen Bewegungen im Verdauungs- und Harntrakt. Die
Folge ist eine Ansammlung von Giftstoffen im gesamten Verdau-
ungsapparat. Kurz gesagt: Unzulängliche Atmung beeinträchtigt
die Funktion fast aller größeren Organsysteme, bringt sie aus
dem Gleichgewicht und macht sie anfälliger für chronische
und akute Krankheiten und Beschwerden wie beispielsweise
Infektionen und Atemwegserkrankungen, Verstopfung, Ver-
dauungsprobleme und Geschwüre, Depressionen, Sexual- und
Schlafstörungen, Erschöpfungszustände, Kopfschmerzen, Kreis-
laufstörungen und vorzeitiges Altern. Nach Ansicht zahlreicher
Wissenschaftler tragen unsere schlechten Atemgewohnheiten
auch zur Entstehung von lebensbedrohlichen Krankheiten wie
Krebs und Herzerkrankungen bei.

Mit den in diesem Buch vorgestellten sanften, der Natur
folgenden Übungen lernen wir die Kraft der natürlichen
Atmung kennen und versetzen uns damit in die Lage, unseren
schlechten Atemgewohnheiten entgegenzuwirken und Gesundheit, Vitalität und Wohlbefinden zu stärken und aufrechtzuerhalten.

ÜBUNG

Der erste Schritt bei der Arbeit mit der Atmung besteht darin,
sich von der Mechanik, also von den physiologischen »Gesetzen« der natürlichen Atmung ein Bild zu machen. Mit einem
solchen Bild vor Augen kann man den Vorgang des Atmens
unmittelbarer und in allen Details wahrnehmen. Als nächstes
machen wir uns die eigenen, individuellen Atemmuster bewußt.
Ihre erste Übung besteht also darin, dieses Kapitel nochmals zu
lesen und sich dabei die verschiedenen, darin beschriebenen
Mechanismen vorzustellen und in sich selbst zu erspüren. Versu-

chen Sie dabei aber nicht, irgend etwas zu verändern, sondern achten Sie nur darauf, was Sie über Ihre eigenen Atemgewohn-heiten herausfinden. Das nächste Kapitel zeigt dann einen Weg auf, den Prozeß des Sich-selbst-Spürens in bezug auf Ihre Atmung und Gesundheit zu vertiefen.

KAPITEL 2

ATEM, EMOTIONEN UND DIE KUNST, SICH SELBST ZU SPÜREN

Die Einbeziehung natürlicher Atmung in unser Leben beginnt damit, zunächst einmal zu lernen, sich durch und durch zu spüren, das heißt, sich bewußt mit dem eigenen Körper zu befassen. Bewußtes Wahrnehmen des Körpers, also ein ganzheitliches Gefühl für das Selbst, macht uns empfänglich für das, was der Organismus mitzuteilen hat – für die »Weisheit« des Körpers. Jeder Mensch verfügt zwar über die Fähigkeit, seinen Körper in seiner Ganzheitlichkeit zu spüren, aber das Bild der inneren Wahrnehmung ist im allgemeinen bruchstückhaft und verzerrt. Darüber hinaus hat der Körper, den wir so gut zu kennen glauben, bis zu einem gewissen Grad eine »Geschichte« – er wurde durch die Vergangenheit geprägt, durch die Folgen unserer längst vergessenen physischen und emotionalen Reaktionen auf frühere, hinter uns liegende Lebensbedingungen. Und natürlich wird er auch durch die Gegenwart geformt, insbesondere durch den Mangel an bewußtem Spüren.

BEWUSSTES SPÜREN (»SENSORY AWARENESS«)

Der Begriff »Sensory Awareness« (bewußtes Spüren oder: Erleben durch die Sinne) erlangte erstmals Ende der sechziger Jahre in den Vereinigten Staaten Popularität, vorwiegend durch die Arbeit von CHARLOTTE SELVER (die bereits seit 1938 in Amerika Workshops veranstaltete) und CHARLES BROOKS – zwei Wegbereitern der »Human Potential«-Bewegung (die die menschliche Leistungsfähigkeit zu ergründen versuchte; siehe zum Beispiel Charles V. Brooks: *»Erleben durch die Sinne«*). Einen Großteil ihrer Arbeit widmeten die beiden dem mühsamen Unterfangen, durch Erspüren zu ergründen, was in unseren körperlichen Funktionsabläufen natürlich und was äußerlichen Bedingungen unterworfen ist; was uns der Realität des Augenblicks gegenüber öffnet beziehungsweise verschließt. Und dererlei Fragen sind es – sowie die Antworten darauf, die jeder im Laufe seines Lebens für sich findet –, die entscheidend sind für Gesundheit, Wohlbefinden und seelisch-geistiges Wachstum. Gestützt und bereichert durch die psycho-physischen Experimente des Esalen Institute in Big Sur (Kalifornien) und verschiedene fernöstliche geistige Traditionen, die in den sechziger und siebziger Jahren in Amerika Anklang fanden – allen voran Zen-Buddhismus, tibetischer Buddhismus und Taoismus – zeigte die Beschäftigung mit »Sensory Awareness« eine neue, tiefgreifendere Methode auf, um einen Bezug zum Selbst und zu den eigenen Energien herzustellen.

Bewußtes Spüren beginnt zwar mit äußerer und innerer Wahrnehmung, reicht aber weit darüber hinaus bis hin zum Bewußtsein im eigentlichen Sinne des Wortes. Wer sich ernsthaft damit befaßt, stößt rasch auf zwei bemerkenswerte Fakten: Zum einen verbringen wir unser Leben im allgemeinen in »somatischer Amnesie« – einem Zustand, in dem wir die reichlich vorhandenen, aufschlußreichen körperlichen Empfindungen zumeist nicht beachten. (Nach Ansicht von Physiotherapeuten und anderen Fachleuten ist unser Körperbewußtsein nicht nur überaus lückenhaft, sondern nicht selten schlichtweg falsch.) Zum anderen ist diese somatische Amnesie eng mit unserer »emotionalen Amnesie« verknüpft, jener häufig zu beobachtenden Unfähigkeit, die Emotionen und inneren Einstellungen wahrzuhaben, die im Grunde genommen unser Verhalten bestimmen. Die Lücken in der allumfassenden Körperwahrnehmung sind nicht nur Lücken in unserer physischen Bewußtheit, sondern auch Ausdruck mangelnder geistiger und emotionaler Bewußtheit.

Durch den Mangel an allumfassender Bewußtheit, die unser gesamtes Sein einschließt, geriet nicht nur die uns angeborene Anmut ins Vergessen, sondern wurde auch – und dies wiegt noch schwerer – die außergewöhnliche Fähigkeit des Organismus verschüttet, sich selbst von innen heraus zu spüren und sich durch dieses Empfinden neue und bessere Funktionsweisen anzueignen. Selbst viele Menschen, die sich körperlich fit halten und Kampfkünste pflegen, haben kaum bewußten Kontakt mit ihrem Körper; anstatt im Umgang mit ihm auf ein sich ständig vertiefendes Körperbewußtsein zu bauen, vertrauen sie lieber auf ihr Gedächtnis, auf Durchhaltevermögen, Zwang und ständiges Wiederholen. Ein extremes Beispiel für diese Einstellung ist die Devise »Ohne Schmerzen kein Gewinn«.

DIE WELT IM KÖRPER

Aus der Sicht des Taoismus und der chinesischen Medizin schadet dieser Mangel an ganzheitlichem Bewußtsein der Gesundheit. Überdies beraubt er uns auch der für unsere seelisch-geistige Entfaltung unverzichtbaren Vorstellungskraft und Perspektive. »Wie oben, so unten« – diese Aussage birgt für den Taoisten eine fundamentale Lebensweisheit in sich. Der Körper (einschließlich Gehirn) ist ein Mikrokosmos im Universum und folgt denselben Gesetzen. Nicht nur der Körper ist »in der Welt«, sondern die Welt ist auch »im Körper« – insbesondere im *bewußten Körper*. Für empfindungsfähige Menschen, die lernen können, wie man sich ganz unbefangen selbst spüren kann, besitzt die vielgestaltige Landschaft der äußeren Welt mit ihren Flüssen, Seen, Meeren und Gezeiten, ihren Feldern, Wäldern und Bergen, ihren Wüsten und Höhlen unmittelbare Entsprechungen in der inneren Welt des Körpers. Die energetischen und materiellen Eigenschaften der äußeren Welt – im Taoismus durch die fünf Elemente Feuer, Erde, Holz, Metall und Wasser verkörpert – offenbaren sich im Körper als das Netzwerk der fünf wichtigsten Organe Herz, Milz, Leber, Lunge und Nieren. Und die atmosphärischen, im allgemeinen schlicht als »Wetter« bezeichneten Bewegungen von Materie und Energie – Wind, Regen und Sturm, Wärme und Kälte, Feuchtigkeit und Trockenheit und so weiter – finden ihre deutlich erkennbare Entsprechung in der inneren Atmosphäre unserer Emotionen. Ebenso verhält es sich mit dem kosmischen Stoffwechsel der äußeren Welt – mit der Bewahrung, der Umwandlung und dem Verbrauch der Energien von Erde, Atmosphäre, Sonne, Mond und Sternen. Ihm entspricht der Metabolismus unserer inneren Welt – der Transport und die Umwandlung von Nahrung, Luft und Energie. Die Wechselbeziehungen und die Rhythmik der körpereigenen Funktionen zu spüren – das Zusammenspiel zwischen Haut, Muskeln und Knochen, Organen und Geweben, Nerven, Körperflüssigkeiten und Hormonen, Emotionen und Gedanken – heißt, die Energien und Gesetze des Lebens selbst kennenzulernen und zu erfahren. Wie schon Lao Tse bemerkte: »Ohne aus der Tür zu treten, kannst du die Wege der Welt kennen. Ohne aus dem Fenster zu schauen, kannst du die Wege des Himmels kennen« (Zitat aus: Lao Tse, *»Tao Te King«*).

Einerlei, ob man nun seinen Organismus als Mikrokosmos im Universum betrachtet oder nicht – sobald man anfängt, sich selbst zu spüren, wird man sehr schnell merken, daß der Atemrhythmus, also der Wechsel zwischen Ein- und Ausatmung, im Mittelpunkt des physischen, emotionalen und geistigen Lebens schwingt. Mit der Wahrnehmung dieses Rhythmus können wir das Empfindungsvermögen und die Bewußtheit in unserem Inneren wecken und anfangen, uns gegenüber den in uns schlummernden Heilkräften zu öffnen – gegenüber der schöpferischen Kraft der Natur selbst. Doch zu diesem Zweck muß unsere »normale« Atmung erst einmal »natürlich« werden und sich von den unbewußten Motivationen und Zwängen des Bildes, das wir von uns selbst haben, freimachen.

UMERZIEHUNG ZUR GANZHEITLICHEN WAHRNEHMUNG

Fehlerhafte Atemgewohnheiten entwickeln sich über Jahre hinweg und sind eng verknüpft mit unserem Selbstbild – mit dem individuellen Muster aus falschen Vorstellungen, Vermeidungstaktiken und Nachlässigkeiten. Sie zu korrigieren ist deshalb keineswegs nur eine Frage der richtigen Techniken. Und es ist auch nicht damit getan, zum Erlernen einer normalen Atemtechnik einen Physiotherapeuten, Heilpraktiker oder anderen Fachmann aufzusuchen. Vielmehr liegt die Lösung darin, sich selbst zu einer anderen Form der Wahrnehmung umzuerziehen, das heißt zu lernen, sich selbst auf völlig neue Weise und von einem völlig neuen Blickwinkel aus wahrzunehmen.

Um ein unversehrtes Ganzes werden zu können, muß man sich nach Aussagen Gurdjieffs zunächst dessen bewußt sein, *daß man kein unversehrtes Ganzes ist*. Man muß sein Unbehagen spüren, die eigene Unausgeglichenheit und Zersplitterung tatsächlich sehen, die Illusionen, Widersprüche und die nur bruchstückhafte Wahrnehmung des eigenen Selbst, und sich mit all dem auseinandersetzen. Selbstheilung beginnt also damit, sich dessen bewußt zu werden, »was ist«, und es zu akzeptieren. Das,

»was ist«, ist die lebendige Realität des individuellen psychosomatischen Gefüges – die Art und Weise, in der die Gedanken,
Emotionen und Empfindungen des einzelnen und seine Chemie, Physiologie und Psychologie einander wechselseitig beeinflussen. Dieses Bewußtsein dessen, »was ist«, läßt sich allerdings
nicht gewaltsam herbeiführen. Man braucht dazu ein gewisses
Maß an innerer Ruhe und Klarheit – eine glasklare, farblose
Linse, durch die man sich selbst beobachten kann, ohne zu
urteilen, zu kritisieren oder zu analysieren. Diese innere, von
Gurdjieff als »Präsenz« bezeichnete Klarheit ist gleichzeitig
Vorbedingung und Resultat der intensiven Beschäftigung mit
bewußter Wahrnehmung und Atmung.

VON DER WICHTIGKEIT, DEM ATEM ZU FOLGEN

Einer der ersten Schritte, den man auch keinesfalls auslassen
darf, besteht darin, die Atembewegungen bewußt zu spüren und
ihnen zu »folgen«, ohne sie zu beeinflussen oder zu versuchen,
sie auf irgendeine Weise zu verändern. Dieses »Folgen«, das in
zahlreichen Lehren und Therapien fehlt, bildet das solide Fundament der inneren Wahrnehmung, die für das Erspüren der
verschiedenen am Atemvorgang beteiligten Mechanismen und
der auf sie einwirkenden physischen, emotionalen und seelisch-
geistigen Kräfte erforderlich ist. ILSE MIDDENDORF, die große
Wegbereiterin auf dem Gebiet der Atemtherapie, wies darauf
hin, daß wir durch das bewußte Wahrnehmen des ein- und aus-
strömenden Atems einen Zugang zu unserem unbewußten
Leben entdecken und damit unser Selbst ganz bewußt erweitern können (siehe ILSE MIDDENDORF: »Der erfahrbare Atem«).
Nach meiner Erfahrung bildet diese Bewußtseinserweiterung,
dieses bewußte Akzeptieren all dessen, was wir sind, den Kernpunkt tiefer innerer Ruhe und Entspannung – der körperlichen
Befreiung aus dem Würgegriff unseres Selbstbildes und aus

dem Übermaß an Spannung, Streß und negativen Aspekten in unserem inneren und äußeren Dasein. Dieses Akzeptieren bildet das Fundament unversehrter Ganzheit – also wahrer Gesundheit.

Auf den Körper hören

Um die Atemmechanismen und die auf sie einwirkenden physischen, emotionalen und seelisch-geistigen Kräfte wahrnehmen zu können, muß man also zunächst vor allem lernen, sich selbst zu spüren, auf sich zu hören und seine Aufmerksamkeit für die vom Organismus ständig vermittelten, sinnlich wahrnehmbaren Reize zu schärfen. Es kommt recht selten vor, daß wir – von spontanen Ausnahmen einmal abgesehen – während einer Tätigkeit auf unseren Körper hören. Wir müssen lernen, unsere Aufmerksamkeit gleichzeitig in zwei Richtungen zu lenken – zum einen auf die Gegebenheiten und Anforderungen unseres äußeren Daseins, zum anderen auf die Gedanken, Emotionen und Empfindungen unseres Innenlebens. Nur wenn wir uns der inneren und äußeren Welt *gleichzeitig* bewußt sind, können wir über die vermeintlichen Gewißheiten unseres Selbstbildes hinaus die wahren, in uns wirkenden Kräfte erfahren.

Auf die ständige Informationsflut des Körpers »hören« zu lernen, ist nicht leicht. Man darf sich dazu nicht seinen Träumen und Phantasien hingeben, sondern muß in der Realität des gegenwärtigen Augenblickes leben. Der Psychoanalytiker ROLLO MAY bemerkt: »In unserer Gesellschaft kostet es oftmals beträchtliche Mühe, auf den Körper zu hören; ständig muß man darauf achten, für jeden Fingerzeig des Körpers ›zugänglich‹ zu sein.« May sah sich mit der Notwendigkeit konfrontiert, auf seinen eigenen Körper zu hören, als er in den vierziger Jahren an Tuberkulose erkrankte. Damals »... bestand die einzige Heilung in Bettruhe und sorgsam dosierter körperlicher Aktivität ...

Auf meinen Körper zu hören, wurde zum ausschlaggebenden Faktor für meine Gesundung. Wenn ich auf ihn hörte, wenn er mir sagte, ich sei erschöpft und müsse mich ausruhen oder er sei kräftig genug für ein Mehr an Bewegung, besserte sich mein Zustand. Und war meine Körperwahrnehmung blockiert ..., ging es mir schlechter« (aus: ROLLO MAY, *»Liebe und Wille«*).

SICH SELBST SPÜREN – DER ANFANG VON SELBSTERKENNTNIS UND INNEREM WANDEL

Sich selbst zu spüren, führt zu einer weniger verfälschten Beziehung zu uns selbst und unseren tatsächlichen Bedürfnissen, weil sich dabei zeigt, wie wir wirklich auf die inneren und äußeren Lebensumstände reagieren. Wenn wir uns selbst spüren, wirkt sich das auch unmittelbar auf das Nervensystem aus und begünstigt die für gleichmäßige, ausgewogene Funktionsabläufe erforderlichen Veränderungen. Um zu verstehen, wie diese Veränderungen vor sich gehen, muß man sich vor Augen führen, daß das menschliche Gehirn aus mehreren hundert Milliarden Nervenzellen (Neuronen) besteht, von denen jede einzelne annähernd zehntausend andere »berührt«. Hauptaufgabe dieser Neuronen ist es, eine Verbindung zwischen den einzelnen Körperteilen herzustellen, so daß der Organismus als Ganzes eine vollständige, in sich geschlossene Funktionseinheit darstellt. In der Mehrheit haben diese Nervenzellen direkt oder indirekt mit irgendeiner Form der Bewegung zu tun. Und diese Bewegung hängt von einer aus dem Organismus oder von außen kommenden Information – dem sogenannten »sensorischen Feedback« – ab. Aus wissenschaftlicher Sicht ist es also Aufgabe des Gehirns, Funktionsabläufe und die dazu nötige Sensorik aufeinander abzustimmen.

Mit wachsender Selbstwahrnehmung können wir eindeutig spüren, wie das Zusammenspiel zwischen Funktionsabläufen und Sinneswahrnehmung fast alle Aspekte des Lebens berührt. So stellt man beispielsweise fest, wie die motorische Gehirnrinde – der Gehirnabschnitt, der die willkürliche Muskulatur steuert und damit an jeder willkürlichen Bewegung beteiligt ist – in ihren Funktionsabläufen von der »Empfindungs«-Rinde abhängig ist, die fortwährend das notwendige Feedback liefert. Letztere bezieht ihre Informationen nicht nur durch die äußeren Sinne wie Sehen, Riechen, Hören und Berühren, sondern auch durch verschiedene innere Sinneswahrnehmungen. Für Bewegungsempfindungen beispielsweise sind Dehnungsrezeptoren in Muskeln, Gelenken, Sehnen und Bändern verantwortlich, und Organempfindungen laufen über die Nervenrezeptoren in Organen, Geweben und Haut. Die motorische Gehirnrinde kann die gewünschte Bewegung nur dann effizient, ausgewogen und auf zuträgliche Weise ausführen, wenn sie von der »Empfindungs«-Gehirnrinde vollständige und exakte Informationen erhält. Sich selbst spüren trägt dazu bei, diese Informationen zu liefern.

Durch bewußtes Spüren erfährt man nicht nur etwas über die kaum merklichen, ständig wechselnden Bedürfnisse des Körpers, sondern auch über den Einfluß von Emotionen auf die Atmung und damit auf Gesundheit und Wohlbefinden. Wer auf seine Körpervorgänge hört, insbesondere auf die Atmung, und dies nicht nur in Ruhephasen, sondern auch in schwierigen Lebenssituationen, spürt die Zusammenhänge zwischen einzelnen Körperregionen, die der Aufmerksamkeit normalerweise entgehen. Wer wahrnimmt, wie sich die Atmung den wechselnden Umständen entsprechend verändert, und wer sich auch der inneren Einstellungen, Spannungen, Körperhaltungen und Emotionen bewußt ist, die aus diesen Umständen erwachsen, bekommt mit der Zeit ein feines Gespür für die enge Beziehung zwischen Atmung und Selbstwahrnehmung. Diese neue, unmittelbare Selbsterkenntnis in allem, was wir tun, vermittelt Gehirn und Nervensystem alle notwendigen Informationen, die nötig sind, um uns von gewohnheitsmäßigen psycho-physischen Aktions- und Reaktionsmustern zu befreien. Selbstwahrnehmung trägt dazu bei, neue Verbindungen zwischen den Nervenzellen in Gehirn und Nervensystem herzustellen, die der allumfassenden Bewußtheit zugute kommen und unsere Sensibilität und Flexibilität in bezug auf Wahrnehmungen und Verhalten begünstigen.

DIE DREI FORMEN DES ATMENS

Mit dem Beginn der Selbstwahrnehmung lernt man, zwischen drei Formen der Atmung zu unterscheiden. Am häufigsten ist die *ausgeglichene Atmung,* bei der sich Ein- und Ausatmen, Yin und Yang, sympathisches und parasympathisches Nervensystem in etwa die Waage halten. Diese Atmung, egal ob flach oder tief, ist Ausdruck des sich von selbst einstellenden, uns zumeist nicht bewußten Gleichgewichtes unseres Lebens. Bei der zweiten Variante, der *reinigenden Atmung,* liegt der Schwerpunkt stärker auf Ausatmung als auf Einatmung. Dieses Atmen manifestiert sich mitunter spontan als Seufzen oder Stöhnen, insbesondere bei körperlicher oder psychischer Überlastung durch Giftstoffe beziehungsweise innere Anspannung. Länger anhaltendes Ausatmen trägt zur Entspannung bei und unterstützt den Organismus beim Ausscheiden von Schadstoffen, insbesondere von Kohlendioxid. Die dritte Form, bei der das Einatmen im Vordergrund steht, wird als *energiespendende Atmung* bezeichnet. Bei Müdigkeit oder Langeweile äußert sich diese Atmung oftmals spontan in Form von Gähnen. Durch langes, tiefes Einatmen nehmen wir vermehrt Sauerstoff auf; dies bedeutet zusätzliche Energie, und damit kommen wir in Schwung.

ATEMGEWOHNHEITEN

Die Art, in der wir ein- und ausatmen, verrät eine Menge über unsere Lebenseinstellung. So bemerken wir beispielsweise vielleicht, wie sich in Länge und Leichtigkeit der Einatmung unsere Bereitschaft und Fähigkeit widerspiegeln, das Leben in einem bestimmten Augenblick so zu nehmen, wie es ist. Und an Länge und Leichtigkeit des Ausatmens ist zu erkennen, inwieweit wir bereit und fähig sind, loszulassen und auf etwas anderes zu vertrauen als auf die Facetten unseres Selbstbildes. Bei Furcht und anderen ausgeprägten negativen Emotionen ziehen sich verschiedene Körperteile zusammen; der Atemstrom und damit auch die Energiezufuhr werden gehemmt, um derlei negativen Gefühlen möglichst wenig Raum zu lassen. Empfinden wir hingegen Erfreuliches, strömt der Atem kräftig und lang anhaltend, damit wir vermehrt Energie aufnehmen und das Gefühl auskosten können.

Hyperventilation und Ängstlichkeit

So mancher stellt beim bewußten Wahrnehmen seines Atems fest, daß er selbst in Ruhelage über der »durchschnittlichen« Atemfrequenz von zwölf bis 14 Atemzügen pro Minute liegt (eine Frequenz, die ohnehin schon höher ist als notwendig). Tatsache ist, daß viele Menschen gewohnheitsmäßig hyperventilieren, das heißt rasch und flach atmen. Durch diese schnelle, flache Atmung sinkt der Kohlendioxidspiegel im Blut ganz erheblich. Die Folge ist eine Verengung der Arterien, einschließlich der zum Gehirn führenden Halsschlagader, und damit eine Minderdurchblutung des gesamten Organismus. Egal, wieviel Sauerstoff in dieser Situation aufgenommen wird – Gehirn und Organismus werden nicht ausreichend damit versorgt. Bedingt durch diesen Sauerstoffmangel tritt das für die Kampf-oder-Flucht-Reaktion verantwortliche sympathische Nervensystem in Aktion, und der Betroffene verkrampft sich, wird ängstlich und reizbar. Das Denkvermögen ist gleichfalls beeinträchtigt und wird von quälenden Gedanken und fixen Ideen überlagert. Einige Wissenschaftler glauben, daß sich durch Hyperventilation psychische Probleme und Konflikte verstärken können und daß chronisches Hyperventilieren eng verknüpft ist mit Sorgen, Befürchtungen und Ängsten. (Siehe: ROYCE FLIPPIN, »Slow Down, You Breathe Too Fast« [Entspanne dich, du atmest zu schnell] in »*American Health: Fitness of Body and Mind*«, Nr. 5, 1992.)

Atmung und Seele

Mit der Fähigkeit, sich selbst zu spüren, gewinnt man ein zunehmend deutlicheres Bild von der Wechselbeziehung zwischen Emotionen und Atmung und deren Wirkung auf alle unsere Wahrnehmungen. So können wir beispielsweise spüren, wie Wut und Zorn mit flachem Einatmen und heftigem Ausatmen einhergehen und mit Verspannungen im gesamten Körper, insbesondere im Bereich von Nacken, Kiefer, Brust und Händen. Furcht ist mit raschen, flachen und unregelmäßigen Atemzügen verbunden und mit dem Gefühl eines festen Knotens im Unterbauch. Bei Kummer oder Sorgen ist die Atmung oberflächlich und sprunghaft, und im Bauch macht sich ein Gefühl der Leere bemerkbar. Und wer ungeduldig ist, atmet kurz, stoßartig und unkoordiniert und verspürt an der Brustkorbvorderseite ein Spannungsgefühl, so als ob das Herz einen Sprung voraus wäre. Schuldgefühle und Selbstverurteilung gehen mit schwerem Atem, zugeschnürter Kehle und Niedergeschlagenheit einher. Und wer sich langweilt, atmet flach, ohne Schwung und spürt sich selbst so gut wie gar nicht. Empfindet man hingegen Liebe, Mitgefühl, Freude oder Erstaunen, atmet man tief und unverkrampft und wird von einem Gefühl der Aufgeschlossenheit, Energie und Aufnahmebereitschaft durchströmt. Natürlich sind Körper und Seele individuell sehr verschieden.

»JEDER GEMÜTSZUSTAND IST EIN ZUSTAND DES IMMUNSYSTEMS«

Derlei Beobachtungen sind nicht nur bedeutsam für die Selbsterkenntnis, sondern auch für Gesundheit und Wohlbefinden. Im Taoismus und zahlreichen anderen Traditionen und Lehren ist zwar von der engen Beziehung zwischen Körper und Seele die Rede, das heißt von der Art und Weise, in der Gedanken, Emotionen und Organismus einander beeinflussen, aber erst in jüngster Zeit gelang es der westlichen Wissenschaft, erste Hinweise auf die zugrundeliegenden chemischen Vorgänge zu bekommen. In einem Vortrag, den ich im April 1995 am California Pacific Medical Center in San Francisco besuchte, berichtete die weltbekannte Neurologin CANDACE PERT, es sei nun der Nachweis erbracht, daß »jeder Gemütszustand ein Zustand des Immunsystems sei«. Sie erläuterte, daß als »Botenmoleküle« bezeichnete Neuropeptide Informationen vom Gehirn in den Körper und umgekehrt transportieren und so die Energie im Organismus steuern. Nach Aussagen der Wissenschaflerin gelten diese Neuropeptide, zu denen auch die unter der Bezeichnung Endorphine bekannten chemischen Substanzen zählen, als »biochemische Korrelate zu Emotionen« und können sich nachhaltig auf unsere Gesundheit auswirken. Auf die Frage, wie sie diese Erkenntnisse im Zusammenhang mit einer schwierigen Operation verwenden würde, meinte Candace Pert, sie würde sich vom Chirurgen den Eingriff in allen Einzelheiten erklären lassen. Ihrer Ansicht nach könnte dann dieses Wissen in Verbindung mit der Vorstellung des Heilungsprozesses die Freisetzung der für die Heilung erforderlichen Neuropeptide begünstigen.

Selbstkenntnis kann der Gesundheit nützen

Für den Taoismus wie auch die Wissenschaft ist es offensichtlich, daß Selbstkenntnis – in den richtigen Zusammenhang gebracht

– sich nachhaltig und wohltuend auf das Immunsystem auswirken kann. Um sich allerdings diese Selbstkenntnis anzueignen und sich ein klares Bild von den verschiedenen geistigen, emotionalen und physischen Kräften zu machen, die auf Gesundheit und Wohlbefinden einwirken, müssen wir lernen, unseren Körper unvoreingenommen zu spüren – unsere Organe, Muskeln, Knochen, Gewebe und so weiter – und die Organfunktionen gewissermaßen in »sensorischen Momentaufnahmen« festzuhalten. Mit der Zeit lernt man die verschiedenen Gewohnheiten des psycho-physischen Gefüges und dazu die physiologischen Prinzipien, nach denen diese Gewohnheiten unsere Gesundheit beeinflussen, kennen. Nach und nach entdeckt man, wie unterschiedlich man von Kopf und Seele her auf die vielfältigen Belastungen des Lebens reagiert, auf Bedrohungen und Anforderungen, die wir angesichts neuer oder sich verändernder Umstände oftmals unbewußt wahrnehmen. Dies ist um so wichtiger, als man heute davon überzeugt ist, daß streßbedingte Störungen 50 bis 80 Prozent aller Krankheiten ausmachen. Zu diesen Störungen zählen unter anderem chronische Erkältungen, Bluthochdruck und Herzbeschwerden, Geschwüre, Reizdarmsyndrom und Arthritis, Schlafstörungen, Depressionen und verschiedene Formen von Krebs.

Eine Form, in der Streß die Gesundheit untergräbt, ist die erhöhte Produktion des Hormons Kortisol, das seinerseits das Immunsystem unterdrückt. Im Rahmen einer Anfang der neunziger Jahre im »*New England Journal of Medicine*« veröffentlichten Studie erhielten gesunde Probanden Nasentropfen, denen ein Schnupfenvirus beigemischt war. Ihre Anfälligkeit gegenüber dem Virus stand in direktem Verhältnis zu dem Maß an emotionalem Streß, dem sie zum Zeitpunkt des Experiments ausgesetzt waren. Andere Untersuchungen haben gezeigt, daß Streß und die oftmals damit einhergehenden Befürchtungen und Ängste bei Autoimmunkrankheiten wie multipler Sklerose und rheumatoider Arthritis zu einer Verschlechterung führen können.

Wer lernt, sich selbst zu spüren, begreift mit der Zeit, daß Streß, der sich bis zu einem gewissen Grad sogar positiv auf die Gesundheit auswirken kann, für sich allein nicht immer das Problem darstellt, sondern vielmehr die Art und Weise, in der wir darauf reagieren. Hier spielen die Emotionen eine wichtige Rolle.

EMOTIONEN UND DAS VEGETATIVE NERVENSYSTEM

Durch Selbstwahrnehmung erfaßt man mit der Zeit den Zusammenhang zwischen Emotionen und vegetativem Nervensystem, das die glatte Muskulatur und die Drüsentätigkeit steuert. Aufgabe dieses Nervensystems ist es, bestimmte innere Vorgänge zu stimulieren oder zu hemmen. Indem wir die physiologischen Auswirkungen von Furcht, Zorn und Sorgen in uns spüren, entdecken wir nach und nach die Abhängigkeit dieser Effekte vom Sympathikus, einem Teilbereich des vegetativen Nervensystems, der den Körper auf die Kampf-oder-Flucht-Reaktion vorbereitet. In Aktion tritt das sympathische Nervensystem in Verbindung mit Emotionen, allen voran bei Furcht, Gefahr und Aufregung. Anzeichen für seine Aktivität sind unter anderem Schweißausbrüche, Mundtrockenheit und ähnliche Erscheinungen. Dieses Nervensystem, dessen Nervenzellen vorwiegend im Brust- und Lendenwirbelbereich liegen, leitet über seine beiderseits der Wirbelsäule entlanglaufenden Ganglien und weiter über Nervenfasern vom Gehirn kommende Impulse zu den Organen. Unter dem Einfluß des sympathischen Nervensystems kommt es zu einer Hemmung der Verdauung, zum Anstieg von Blutdruck und Herzfrequenz, zu einer Verengung der Blutgefäße und zur Erweiterung der in die Lunge führenden Luftwege. Des weiteren bewirkt das sympathische Nervensystem die Freisetzung von gespeichertem Glykogen aus der Leber sowie die Ausschüttung von Adrenalin und

Noradrenalin aus den Nebennieren und sorgt damit für einen Zuwachs an Energie.

Negative Emotionen als Lebenshilfe

So lästig sie auch sein mögen – mitunter erweisen sich negative Emotionen als Lebenshilfe. Nicht selten signalisieren sie schlicht und einfach, daß irgend etwas falsch gelaufen oder es an der Zeit ist, zu handeln, um einem potentiellen Problem zuvorzukommen. Besorgnis wegen eines Examens oder einer Buchprüfung kann durchaus hilfreich sein, wenn sie zum rechtzeitigen Vorbereiten anregt, aber nicht überhandnimmt und in Furcht oder Konzentrationsmangel umschlägt. Der Zorn einer Frau gegenüber ihrem brutalen Partner kann sich durchaus positiv auswirken, wenn er ihr die Kraft gibt, sich von diesem Mann zu trennen, sie aber ihrerseits nicht zur Gewalttätigkeit verleitet. Und wenn Mutter und halbwüchsige Tochter wegen eines nächtlichen Disco-Besuches aneinandergeraten, ist dies vielleicht ein untrügliches Signal dafür, daß sie endlich wieder vernünftig miteinander reden sollten. Im Leben fehlt es nicht an sogenannten negativen Emotionen, die signalisieren, daß manches nicht stimmt, und den Anstoß dazu geben, zum eigenen und zum Wohle anderer etwas zu ändern – vorausgesetzt allerdings, derlei Gefühle steigern sich nicht bis ins Extrem.

Bedauerlicherweise erreichen negative Emotionen nicht selten sehr schnell einen Punkt, wo eine Lösung unmöglich erscheint; häufig sind wir dann außerstande, etwas daraus zu lernen oder dagegen zu unternehmen. Die Folge sind Herzklopfen, innere Anspannung und Muskelverspannungen, Verdauungsstörungen, Verstopfung und ähnliche Beschwerden. Im Laufe der Zeit können diese Störungen chronisch werden und uns die Energie rauben, die wir für unsere seelische Gesundung und Entfaltung brauchen. Haben sich derlei Beschwerden erst einmal eingenistet, kann der Parasympathikus – der Abschnitt des vegetativen Nervensystems, der dem Sympathikus entgegenwirkt und Einhalt gebietet – nur noch wenig ausrichten und kaum mehr als vorübergehende Linderung bringen; es sei denn, wir lernen, diesen Abschnitt des vegetativen Nervensystems bewußt über längere Zeit zu aktivieren.

Das parasympathische Nervensystem einschalten

Um das parasympathische Nervensystem einschalten zu können, sollte man sich zuvor ein wenig kundig darüber machen. Seine Nervenzellen sitzen vorwiegend in den aus dem Hirnstamm kommenden Hirnnerven, wie beispielsweise dem Vagusnerv, sowie im Kreuzbeinabschnitt der Wirbelsäule. Und die parasympathischen Ganglien befinden sich in der Nähe der Organe, für die sie zuständig sind. Die aus den Ganglien kommenden Impulse senken die Herzfrequenz und erweitern die Blutgefäße, regen die Verdauung an und verengen die Luftwege in der Lunge und sorgen so für Beruhigung und Erholung des Organismus.

Doch wie kann man dieses System bewußt einschalten und entspannt reagieren, ohne Hilfe von außen durch Psychologen, Physiotherapeuten oder ähnliche Fachleute? Die Antwort darauf heißt: durch *Aufmerksamkeit*. Aus Erfahrung wissen wir, daß sich bei Anspannung oder Überbeanspruchung unsere Aufmerksamkeit – gesteuert vom sympathischen Nervensystem – automatisch auf die vermutliche Ursache der Anspannung, der Zwangsvorstellungen und negativen Gefühle konzentriert beziehungsweise auf die damit verbundenen unangenehmen körperlichen Symptome. Als Folge davon fühlen wir uns derart eingeengt, daß der Gedanke an eine Alternative gar nicht erst aufkommt. Um uns in solchen Situationen entspannen zu können, müssen wir lernen, uns aktiv mit unserer Aufmerksamkeit zu beschäftigen, sie zu erweitern und die Teile unseres Selbst mit einzubeziehen, die von der augenblicklichen negativen Situation nicht berührt sind. Eine der wirkungsvollsten Methoden besteht darin, sich selbst wahrzunehmen. ERNEST ROSSI, ein Experte auf dem Gebiet des Wechselspiels zwischen Körper, Geist und Seele, meint dazu: »Schließen Sie einfach Ihre Augen und versetzen Sie sich in die Körperbereiche, die sich besonders wohl fühlen. Genießen Sie dieses Wohlgefühl, lassen Sie es tief in sich eindringen und von selbst durch Ihren Körper strömen. Wohlbefinden ist weit mehr als nur ein Wort oder ein Zustand wohliger Trägheit. Sich durch und durch wohl und behaglich zu fühlen heißt, daß Sie Ihr parasympathisches Nervensystem eingeschaltet haben, also ganz natürlich und von innen heraus entspannt reagieren« (aus: ERNEST LAWRENCE ROSSI, »*Die Psychobiologie der Seele-Körper-Heilung*«). Wie sich später noch zeigen wird, spielt natürliches Atmen eine bedeutsame Rolle, wenn es darum geht, zu lernen, sich durch und durch wohl zu fühlen und dementsprechend ganz bewußt die aggressiven und besänftigenden Funktionen des Nervensystems miteinander in Einklang zu bringen.[5] Überdies übt natürliches Atmen einen Massageeffekt auf die inneren Organe aus; es entspannt den Lendenwirbel- und Kreuzbeinbereich und wirkt damit wohltuend auf die parasympathischen Nervenzellen und Ganglien in diesen Körperregionen ein.

Bedauerlicherweise verstehen sich die meisten Menschen nicht sonderlich gut darauf, sich selbst zu spüren, und sind sich kaum bewußt, in welchem Ausmaß Wahrnehmung und Verhaltensweisen von Emotionen wie Furcht, Zorn und Angst bestimmt werden. Wir haben uns derart an eine hohe Belastung durch Streß und negative Empfindungen gewöhnt, daß wir es als »normal« hinnehmen und uns nicht vor Augen halten, daß all dies vorwiegend auf Kosten der Gesundheit und Vitalität geht. Streßbedingter Lärm macht es nahezu unmöglich, auf die leisen, ständig ausgesandten Botschaften unseres Körpers zu hören. Unfähig, diese aus dem Inneren kommenden Einsichten wahrzunehmen, verschlimmern wir unsere Situation noch, indem wir, auf rasche Abhilfe bedacht, zu allerlei Stimulanzien wie Alkohol, Drogen, Tabak und Koffein, Essen, Sex, Fernsehen und derlei Dinge mehr greifen. Wird man sich dann mitunter einen Augenblick lang der Sinnlosigkeit der eigenen Situation bewußt, versucht man vielleicht, mit dem Phänomen Streß vernünftig umzugehen. Doch sich allein mit dem Verstand brauchbare Lösungen zurechtzulegen, gelingt so gut wie gar nicht insbeondere in einer Informationsgesellschaft, die das Bewußtsein mit negativen Nachrichten und Bildern aus aller Welt überflutet. Im Endeffekt bauen sich zunehmend Druck und Spannung auf, ein Gefühl der Hilflosigkeit stellt sich ein, und schließlich machen sich allerlei chronische Symptome und Beschwerden bemerkbar, von denen viele nicht ausschließlich auf Streß zurückzuführen sind, sondern mitunter auf die Bemühungen, sich den Belastungen zu entziehen.

Unfähig, brauchbare Lösungen für vielfältige Überbeanspruchung zu entwickeln, haben wir statt dessen im Laufe der Zeit gelernt, die Auswirkungen von Streß »in den Griff zu bekommen«. So mancher Mensch läßt in der irrigen Annahme, es sei gut für ihn, seine negativen Emotionen, insbesondere seinen Zorn, an anderen aus. Ergebnisse neuerer Untersuchungen deuten allerdings darauf hin, daß »Dampfablassen« Ärger nicht abbaut, sondern noch zorniger macht und damit die Gesundheit noch stärker gefährdet. Überdies steckt man durch ein derartiges Verhalten andere mit der eigenen negativen Einstellung an und verschlimmert damit deren Probleme.

Das Äußern von negativen Emotionen dürfte nicht annähernd so wichtig sein wie das Aufspüren von Möglichkeiten, diesen von vornherein aus dem Weg zu gehen. So manches Kind lernt bereits sehr früh, sich mit Phantasie und Verdrängung gegen die schmerzvollen, widerstreitenden Gefühle abzuschotten, die sich einstellen, wenn die Eltern es nicht so akzeptieren, wie es ist, sondern von ihm verlangen, ihren Vorstellungen entsprechend erwachsen zu werden. Und dann, als Erwachsene, haben viele gelernt, negative Gefühle zu »schlucken« und Zuflucht zum sogenannten positiven Denken zu nehmen. Wir haben gelernt, negative Emotionen zu unterdrücken, um dann – auf dem Fundament unseres Selbstbildes aufbauend – vermeintlich vernunftgemäß zu funktionieren. Doch nach dem naturwissenschaftlichen Gesetz von der Erhaltung der Energie läßt sich die neurochemische Energie solcher Emotionen nicht zerstören, sondern lediglich umformen. Sieht man genauer hin, dann zeigt sich, daß diese Energie oftmals in kinetische oder mechanische Kräfte umgewandelt wird, die – ohne daß es uns bewußt wird – auf Nerven, Gewebe, Strukturen und Bewegungsabläufe des Körpers einwirken.

Verdrängung oder Unterdrückung von Emotionen manifestiert sich nicht nur in Körperhaltung und -bewegung, sondern auch in tiefsitzenden körperlichen Verspannungen, die Kraft kosten und die physische und psychische Gesundheit gleichermaßen untergraben. Wer lernt, diese inneren Spannungen wahrzunehmen, wird schließlich mit seinen zumeist unbewußten Gefühlen wie Ärger, Sorgen, Furcht oder Ängstlichkeit konfrontiert. Ziel ist es nicht, diese sogenannten negativen Gefühle auszuschalten – dies wäre ebensowenig machbar wie wünschenswert –, sondern vielmehr, den Mut aufzubringen, sich ihnen zu stellen und sie der umgestaltenden Einsicht unvoreingenommener Bewußtheit zugänglich zu machen. Werden wir uns unserer negativen Emotionen vollauf bewußt, ohne sie zu verstärken oder zu versuchen, uns gegen sie zu verteidigen, kann aus taoistischer Sicht die von derlei Gefühlen in uns aktivierte neurochemische Energie in pure Vitalität umgewandelt werden. Nach Meinung der Taoisten »sind Wolken, Regen, Blitz und Donner für unsere Umwelt ebenso notwendig wie Sonnenschein und Stille. Ohne harmonische Ausgewogenheit zwischen den Witterungserscheinungen würde die Natur unfruchtbar und öde werden.« Durch die Atmung, insbesondere durch natürliches Atmen, können wir nach und nach diese dynamische Harmonie in uns selbst entdecken. Tiefes, unverkrampftes, natürliches Atmen versetzt uns in die Lage, das parasympathische Nervensystem zu aktivieren und damit den Prozeß der Heilung, des Wieder-ein-Ganzes-Werden in Gang zu setzen.

DIE BEDEUTUNG »MÜHELOSER BEMÜHUNG«

Wie bereits dargelegt, beginnt Atemarbeit mit dem Erspüren der grundlegenden, emotionalen Einstellung uns selbst und der Welt gegenüber. Als ich begann, mich ernsthaft mit meiner Atmung zu befassen, um in engere Berührung mit mir selbst zu kommen, stellte ich allerdings sehr schnell fest, daß meine »Bemühungen« zumeist forciert waren und aus purer Willenskraft erwuchsen, mit Einsicht und Sensitivität jedoch nichts zu tun hatten. Anstatt *mit* den Gesetzen der natürlichen Atmung zu arbeiten, ging ich *gegen* sie an. Kurz gesagt: Bei dem Versuch, das parasympathische Nervensystem einzuschalten, bediente ich mich des sympathischen Nervensystems. Je mehr ich mich darum bemühte, natürlich zu atmen, desto mehr Spannung baute sich in mir auf. Diese Entdeckung war für mich ungemein bedeutsam; ich erkannte nämlich, auf welch elementare Art und Weise ich meine Anstrengungen auch in nahezu allen anderen Lebensbereichen unterhöhlte. Meine Lehrer hatten mich zwar über die Bedeutung des »mühelosen Bemühens« aufgeklärt, darüber, wie wichtig es ist, nicht nur durch das *Tun,* sondern auch durch das *Sein* und aus einem tiefen inneren Gespür für meine Situation heraus zu handeln, aber erst als ich damit begann, mich intensiv mit der inneren Wahrnehmung meines Körpers zu befassen, fing ich auch an, das Wissen um physiologische und biochemische Gegebenheiten einerseits und die praktische Anwendung andererseits zu einem Ganzen zusammenzufassen.

Während mir zunehmend klarer wurde, was müheloses

Bemühen tatsächlich bedeutete, begann ich durch Selbstwahrnehmung zu begreifen, daß meine gewohnheitsmäßigen, oftmals von unbewußten Einstellungen und Emotionen vorangetriebenen Bemühungen mit überflüssiger Muskelverspannung einhergingen, die nicht nur Energie kostete, sondern auch meinen Organismus mit einem Zuviel an Adrenalin und Stoffwechselabbauprodukten überschwemmte. Spannung erzeugt Wärme; meine Bestrebungen »heizten« mich auf und ließen Herz- und Atemfrequenz in die Höhe schnellen. Überdies wurde mein sensorisches System durch diese völlig überflüssige innere Anspannung in Alarmbereitschaft versetzt und sandte Notsignale zum Gehirn aus. Je angespannter ich war, desto stärker war mein Gehirn gefordert, damit fertig zu werden. Und je mehr mein Gehirn davon in Anspruch genommen wurde, desto schwerer fiel es mir, mich auf andere wichtige Dinge zu konzentrieren.

Wer lernt, sich selbst zu spüren – insbesondere im Hinblick auf das Atmen –, wird sehr schnell feststellen, daß das Gefühl heftiger Anstrengung in den vielen Bereichen unseres Lebens uns oftmals darauf hinweist, daß irgend etwas »falsch« ist – nicht nur im Hinblick auf unser Tun, sondern auch, und dies dürfte noch wichtiger sein, in bezug auf uns selbst. »Falsch« ist hier nicht im Sinne von Moral oder Ethik gemeint, sondern bedeutet einfach kontraproduktiv oder schädlich, weil es den Gesetzen einer harmonischen Funktionsweise entgegenwirkt. Falsches Bemühen engt die Atmung ein, schneidet uns von unserer eigenen Energie ab und führt zu ungewollten Handlungen. MOSHE FELDENKRAIS bemerkte: »Die Wahrnehmung von Anstrengung ist das subjektive Gefühl vergeudeter Bewegung ... von anderen Handlungen, die über das geplante Tun hinaus stattfinden« (aus: MOSHE FELDENKRAIS, »*Das starke Selbst. Anleitung zur Spontaneität*«). Heute bin ich mir darüber im klaren, daß wir mit wachsender, unvoreingenommener Selbstwahrnehmung die dem Körper, dem Geist und der Seele eigene Weisheit freisetzen und damit neue, bessere Wege finden, unsere Ziele zu erreichen und unsere Gesundheit zu stärken.

»Das Gesetz der geringsten Anstrengung«

Um zu verstehen, wie dieses Prinzip funktioniert, muß man wissen, daß das Gehirn seine optimale Lern- und Leistungsfähigkeit dann besitzt, wenn eine vorgegebene Aufgabe mit der geringstmöglichen Anstrengung erledigt wird. Seit Jahrtausenden weisen die Meister des Taoismus auf dieses Prinzip hin und raten, für körperliche oder geistige Übungen nicht mehr als 60 bis 70 Prozent der verfügbaren Leistungsfähigkeit einzusetzen. Ein gewichtiger Grund für dieses Prinzip ist im psycho-physischen Gesetz von WEBER-FECHNER angeführt: »Die Sinne sind so beschaffen, daß sie eher zwei unterschiedliche Reize wahrnehmen als die maximale Intensität eines einzelnen Reizes« (aus: PETER NATHAN, »*The Nervous System*«). Bemüht man sich krampfhaft, etwas Bestimmtes zuwege zu bringen, und setzt man für das Erreichen seines Zieles unnötig viel Kraft ein, ist der Körper am Ende in der Regel verspannt. Diese Anspannung macht es dem Gehirn und dem Nervensystem schwerer, zwischen den fast unmerklichen Sinneseindrücken zu unterscheiden, die für eine zufriedenstellende Durchführung des Vorhabens notwendig sind. Das »Gesetz der geringsten Anstrengung« ist allerdings kein Freibrief für Faulheit. Gesundheit, Wohlbefinden und inneres Wachstum sind auf ein dynamisches Gleichgewicht zwischen Spannung und Entspannung, zwischen Yang und Yin, angewiesen. Sie sind von unserer Fähigkeit abhängig, durch innere und äußere Sinneswahrnehmung zu erkennen, was für unser Tun und unsere Mühen vonnöten ist und was nicht. Um uns deutlich zu spüren, müssen wir imstande sein, einen Bereich unseres Selbst kennenzulernen, der ruhig, gelassen und frei von unnötigen Spannungen ist. Das Wahrnehmen fast umerklicher, aus dem entspannten Bereich unseres Selbst

kommender Sinneseindrücke erlaubt es uns, die überflüssige
Anspannung in anderen Regionen des Selbst zu erkennen und
zu lösen. Kurz gesagt: Erfolgreiches Handeln erfordert Entspannung. Sie sollte sich aber nicht in einem »In-sich-Zusammenfal-
len« von Körper oder Bewußtsein manifestieren, sondern eher
der wachsamen Geschmeidigkeit einer Katze ähneln. Wachsame
Geschmeidigkeit beinhaltet das für die jeweilige Situation erforderliche Maß an lebenspendender, als Tonus bezeichneter
Spannung.

Die Macht uneingeschränkten Wahrnehmungsvermögens

Für das gezielte Abbauen überflüssiger Anspannung gibt es
vielerlei Gründe, aber einer davon wird häufig übersehen. Entspannung macht das Gehirn frei und versetzt es in die Lage, ein
breiteres, feiner gegliedertes Spektrum an Fakten und Eindrücken wahrzunehmen und darauf zu reagieren. Eine nicht
eingeengte Wahrnehmung kann sich insofern förderlich auf die
Gesundheit auswirken, als damit Gehirn und andere Körper
systeme in die Lage versetzt werden, optimal Probleme zu
erkennen und entsprechend zu reagieren. Die in Gehirn und
anderen Körperregionen stattfindende Produktion von Hormonen, Enzymen, Endorphinen, T-Zellen und Neuropeptiden
verändert sich damit dramatisch. Auf neue Art und Weise wahrzunehmen bedeutet, daß unsere Energien nicht in alten
Strukturen gefangen sind, sondern frei strömen und den jeweiligen Bedürfnissen und Möglichkeiten entsprechend reagieren
können.

Eine wundervolle taoistische Geschichte veranschaulicht auf
lebendige Weise die Bedeutung eines nicht eingeengten Wahrnehmungsvermögens. Ein Mann trottete, mit einer langen Stange auf der Schulter, an der seine Habseligkeiten baumelten, auf
einer staubigen Straße dahin. Ein Pferdefuhrwerk kam des
Weges, und der Kutscher bot dem Mann an, ihn hinten auf den

Wagen steigen und mitfahren zu lassen. Dankbar nahm dieser das Angebot an. Während das Fuhrwerk über die Straße holperte, hörte der Kutscher laute Klopfgeräusche vom hinteren Teil seines Gefährtes. Er blickte sich um und sah seinen Fahrgast mit der Stange auf der Schulter hin und her schwanken; und dabei schlug die Stange immer wieder gegen die Seitenwände des Fuhrwerks. »Weshalb legst du die Stange nicht ab und machst es dir ein wenig bequem«, meinte der Kutscher. »Ich möchte deinem ohnehin schon schwer beladenen Fuhrwerk nicht noch mehr Last aufbürden«, erwiderte der Mann ebenso offen wie treuherzig, und mühte sich ab, sein Gleichgewicht zu halten.

Wer sich jemals ernsthaft mit Kampfkünsten, T'ai-chi, Tanz und ähnlichen Aktivitäten befaßt hat, weiß, zu welcher bemerkenswerten Klugheit, Sensitivität und Beweglichkeit der Körper fähig ist, wenn man sich vollständig von unnötiger Anspannung freimachen kann. Der Legende nach lebte einmal ein T'ai-chi-Meister, der so entspannt war und derart sensibel gegenüber den Kräften in ihm selbst und in seinem Umfeld, daß sein gesamter Körper sich sachte hin und her bewegte, sobald sich eine Fliege auf seine Schulter setzte. Und dann gibt es noch die Legende von einem anderen Meister, auf dessen Handfläche sich ein Vogel niedergelassen hatte. Wann immer der Meister spürte, daß der Vogel sich anschickte, davonzufliegen, ließ er seine Hand so schlaff werden, daß der Piepmatz keinen festen Untergrund hatte, um zum Flug anzusetzen. So phantastisch derlei Legenden auch anmuten – den wesentlichen Kern von Gesundheit und Wohlbefinden bildet tatsächlich die Fähigkeit, inmitten von Tun und Bewegung im Inneren sensibel zu bleiben; so entspannt und losgelöst zu sein, um die kaum merklichen Schwankungen in unseren Empfindungen und Gefühlen wahrzunehmen. Und natürliches Atmen steht am Anfang des Weges zu Sensibilität und innerer Befreiung.

ÜBUNGEN

Suchen Sie sich zum Üben einen Ort, wo Sie weder von Menschen noch vom Telefon gestört werden. Am günstigsten ist der frühe Morgen, man kann aber zu jeder Tageszeit üben; wichtig ist nur, nach einer Mahlzeit eine Stunde zu warten. Ziehen Sie nur so viel an, wie unbedingt nötig, und legen Sie allen Schmuck ab. Die Kleidung muß locker sitzen, insbesondere um Taille und Becken. Üben Sie bei extremer Kälte oder starkem Wind nicht im Freien, gehen Sie die Sache spielerisch an, und machen Sie sich keine Gedanken wegen des Erfolges. Wenn Sie erst einmal tiefer in Ihre Körperregionen hineinatmen, stellt er sich von selbst ein – in der Regel dann, wenn Sie am wenigsten damit rechnen.

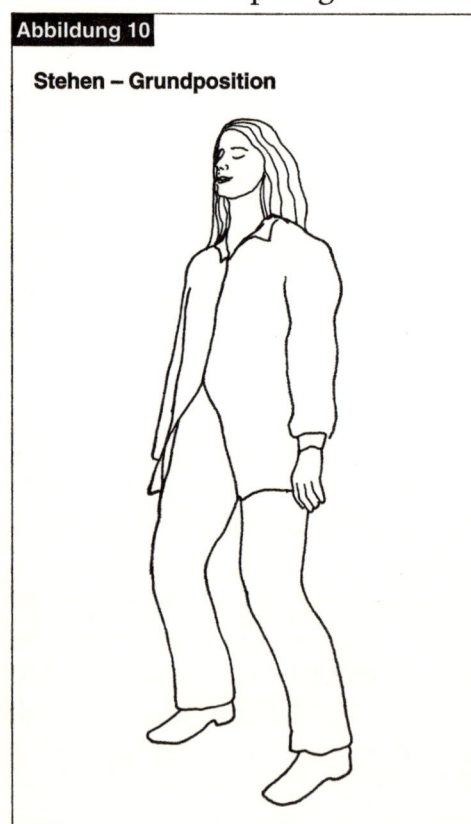

Abbildung 10

Stehen – Grundposition

Soweit angebracht, sind die Übungen in diesem Buch in Abschnitte unterteilt, die aufeinander aufbauen. Gehen Sie erst dann zu einem neuen Übungsabschnitt weiter, wenn Sie mit dem vorangegangen gut zurechtkommen und sich dabei wohl fühlen.

1. Stehen – Grundposition

Die folgende Grundstellung brauchen Sie nicht nur für diese Übung, sondern für alle anderen in diesem Buch beschriebenen Übungen im Stehen.

Machen Sie sich nichts daraus, wenn das Ganze anfangs etwas unbeholfen wirkt. Mit der Zeit gewöhnt sich Ihr Körper durch innere Wahrnehmung daran, und Sie entspannen dann in dieser Stellung weit besser als in Ihrer normalen Stehposition. Überdies hilft Ihnen diese Stellung, sich in der Erde zu verwurzeln, und bildet ein stabiles Fundament als Ausgangsbasis für Experimente.

Stellen Sie sich ruhig hin; die Knie leicht anwinkeln, die Füße etwa schulterbreit parallel ausrichten und die Arme seitlich herabhängen lassen (Abb. 10). Kippen Sie das Kreuzbein (die dreieckige Knochenplatte, die die Beckenrückseite bildet) ganz leicht nach vorn, so daß das Steißbein mehr oder weniger Richtung Boden weist und Ihr Kreuz (Lendenwirbelsäule) gerade und nicht gewölbt ist. Die Knie etwas nach außen so ausrichten, daß sie sich ungefähr über den Füßen befinden. In dieser Stellung werden Sie spüren, daß Perineum (Dammbereich zwischen After und äußeren Geschlechtsorganen) und Leisten offen sind. Lassen Sie Schultern und Brustbein locker herabhängen und strecken Sie gleichzeitig ganz vorsichtig den Nacken, so daß Sie das Gefühl haben, Ihr Kopf würde am Scheitelpunkt nach oben gezogen.

2. Die Aufmerksamkeit wecken

Erspüren Sie nach dem Einnehmen der Grundstellung möglichst viele Körperteile gleichzeitig. Anschließend lenken Sie einen Teil der Aufmerksamkeit auf die Füße und nehmen die verschiedenen Punkte wahr, mit denen sie den Boden berühren: die fünf Zehen, die Ballen unter dem großen und dem kleinen Zeh, die Ferse und die Fußaußenkante über ihre ganze Länge. Spüren Sie, während sich Ihre Füße lockern, wie Sie mit ihrem ganzen Gewicht in die Erde einsinken und von ihr getragen werden. Sobald Sie das Einsinken deutlich wahrnehmen, wiegen Sie sich sachte vor und zurück – von den Fersen auf die Zehenballen und umgekehrt. Achten Sie darauf, wie sich die einzelnen Muskeln in Füßen, Beinen und Becken während der Schaukelbewegung abwechselnd zusammenziehen und erschlaffen, und ob sich Rücken-, Brust- und Halsbereich in irgendeiner Weise auf dieses Schaukeln einstellen. Anschließend verlagern Sie das Gewicht von einer Seite auf die andere und versuchen dabei, die Anspannung in einem und die Entspannung im anderen Bein gleichzeitig wahrzunehmen. Lenken Sie Ihre Aufmerksamkeit auf die Wahrnehmung möglichst vieler dieser kaum merklichen Bewegungsabläufe. Üben Sie mindestens fünf Minuten lang. Bleiben Sie anschließend ein bis zwei Minuten lang ganz ruhig stehen und erspüren Sie jede Veränderung in der Wahrnehmung Ihres ganzen Selbst.

3. Sitzen – Grundposition

Setzen Sie sich bequem hin – entweder auf einen Stuhl oder mit gekreuzten Beinen auf ein Kissen auf den Fußboden, schließen Sie die Augen und nehmen Sie Ihre sitzende Haltung bewußt wahr. Die Wirbelsäule halten Sie locker und aufrecht. Lehnen Sie sich nirgendwo an und achten Sie bei der gewählten Sitzgelegenheit darauf, daß die Hüftgelenke höher liegen als die Knie. Schaukeln Sie auf Ihren Sitzknochen sachte vor und zurück, bis Sie sich ganz ungezwungen und im Gleichgewicht fühlen, aber sacken Sie nicht nach hinten auf Ihr Steißbein ab, denn in dieser Region befinden sich zahlreiche Nervenbündel und eines der Energiezentren des Körpers und ein Absacken in diesem Bereich wirkt sich auf Gesundheit und Bewußtheit gleichermaßen schädlich aus. Verspannt sich die Wirbelsäule während dieser Übung, sorgt das Hin- und Herschaukeln auf den Sitzknochen für Entspannung.

4. Die Wahrnehmung vertiefen

Nehmen Sie eine bequeme, aber aufrechte Sitzposition ein und lassen Sie dann Ihre Gedanken und Gefühle zur Ruhe kommen. Sehr förderlich auf dieses innerliche Zur-Ruhe-Kommen wirkt es sich aus, wenn man sich intensiv mit der Wahrnehmung des ganzen Körpers beschäftigt. Vergegenwärtigen Sie sich zunächst Körpergewicht und -form. Spüren Sie, wie Ihr gesamtes Gewicht auf dem Stuhl oder Boden ruht, und nehmen Sie dann Ihre Haut so bewußt wie möglich wahr. Macht sich ein Prickeln oder Vibrieren bemerkbar, folgt das Erspüren der Körperform – des äußeren Gefüges mit all seinen Verspannungen. Seien Sie sich Ihrer Sitzposition bewußt und nehmen Sie wahr, wie Bewegungsempfindung und Körperbewußtsein zunehmend wacher werden. Mit wachsender innerer Sensibilität empfinden Sie allmählich Ihre Sinneswahrnehmung als eine Art Substanz oder Energie, durch Sie nach und nach unmittelbare Eindrücke von Ihrer inneren Atmosphäre erhalten.

5. Gedanken und Gefühle einbeziehen

Mit zunehmender Sensibilität Ihres Empfindungsvermögens werden Sie beobachten, wie Gedanken und Gefühle Form annehmen – noch ehe sie Ihre Aufmerksamkeit vollständig fesseln. Lassen Sie sie von selbst kommen und gehen, aber befassen Sie sich nicht mit ihnen, und analysieren oder beurteilen Sie sie auch nicht. Beziehen Sie Gedanken und Emotionen, so wie sie kommen und gehen, einfach als Teil der Realität des Augenblickes in Ihr Bewußtsein mit ein.

6. Den Atem einbeziehen

Während man an sich arbeitet und die innere Aufmerksamkeit an Intensität und Beständigkeit gewinnt, ist es an der Zeit, die Atmung in das Bewußtsein mit einzubeziehen. Folgen Sie Ihrem Atem und spüren Sie alle mit ihm verknüpften Bewegungsabläufe oder Empfindungen. Nehmen Sie den Vorgang des

Ein- und des Ausatmens bewußt wahr, einschließlich der sich dabei offenbarenden Grenzen und Einschränkungen. Erspüren Sie den Einfluß Ihrer Atmung auf die Wahrnehmung Ihres Selbst, aber versuchen Sie nicht, irgend etwas zu verändern. Für diese Übung sollte man sich mindestens 15 Minuten Zeit nehmen. Absolvieren Sie sie ein bis zwei Wochen lang morgens und abends, ehe Sie den nächsten Schritt machen.

DIE INNEREN ORGANE WAHRNEHMEN

Wie im ersten Kapitel erwähnt, beeinflußt die Atmung alle größeren Körperorgane. Die meisten Menschen sind sich ihrer inneren Organe allerdings kaum bewußt; nur wenige wissen, wo im Körper sie sich befinden, und auch die Ärzte sind offenbar nicht sonderlich daran interessiert, ihre Patienten aufzuklären. Ich selbst war schon Ende vierzig, als ich etwas über den Unterschied zwischen Dünn- und Dickdarm und deren Lage in meinem Körper erfuhr. Leser, die mit der Anordnung der inneren Organe nicht vertraut sind, sollten einen eingehenden Blick auf Abbildung 11 werfen und versuchen, die Lage der einzelnen Organe in ihrem Körper in etwa zu erspüren.

Ein ebenso wichtiger wie wissenswerter Faktor beim Erspüren des Körperinneren ist die Tatsache, daß die inneren Organe und Gewebe zwar reichlich mit Nerven versorgt sind, die Empfindungswahrnehmung in diesen Bereichen aber nicht so ausgeprägt ist wie dicht an der Körperoberfläche, insbesondere in der Haut. Nicht selten wird beispielsweise der Schmerz in einem bestimmten Organ durch Segmente von Rückenmarksnerven weitergeleitet und an anderer Stelle nahe der Haut wahrgenommen. Weithin bekannt ist das Phänomen, daß sich Herzbeschwerden oftmals zunächst in Form von Schmerzen im Bereich von Armen, Schultern und Hals bemerkbar machen. Ähnlich verhält es sich bei Störungen in Gebärmutter und

Abbildung 11

Innere Organe

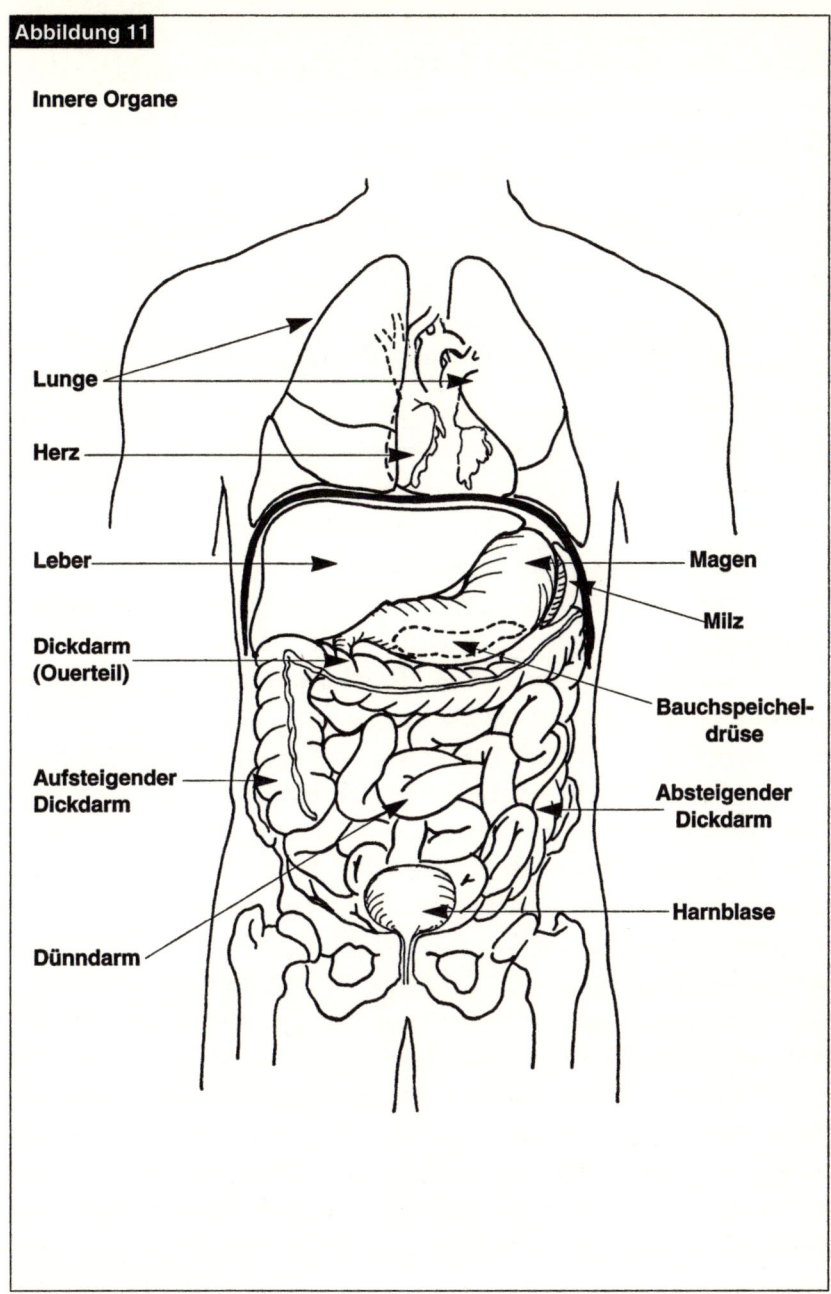

Lunge

Herz

Leber

Dickdarm
(Querteil)

Aufsteigender
Dickdarm

Dünndarm

Magen

Milz

Bauchspeichel-
drüse

Absteigender
Dickdarm

Harnblase

Bauchspeicheldrüse; hier verlagert sich der Schmerz in die Lendenwirbelregion. Bei Nierenerkrankungen macht er sich in der Leistengegend bemerkbar und bei Zwerchfellproblemen im Schulterbereich.

ÜBUNGEN

1. Sich die inneren Organe vorstellen und sie spüren

Setzen Sie sich in Grundposition hin und stellen Sie sich die Lage der einzelnen inneren Organe vor. Versuchen Sie, jedes Organ zu erspüren, und helfen Sie dabei, soweit möglich, durch behutsames Abtasten der Umrisse nach. Beginnen Sie mit dem Dünndarm; er liegt im Nabelbereich und ist am leichtesten wahrzunehmen. Anschließend folgen Leber (an der rechten Brustkorbseite), Magen, Bauchspeicheldrüse und Milz (allesamt mehr oder weniger im linken Brustkorbbereich). Erspüren Sie dann den Dickdarm. (Der Dickdarm steigt vom Dünndarmende nahe dem rechten Hüftgelenk an der rechten Bauchraumseite nach oben, macht im Leberbereich eine Biegung nach links und verläuft dann quer über die Körpervorderseite unterhalb des Magens zur linken Brustkorbhälfte. An dieser Stelle macht er eine zweite Biegung, steigt in Richtung linke Hüfte in den unteren Bauchraum ab und geht am Ende in den Mastdarm über.) Lenken Sie abschließend die Aufmerksamkeit zu Ihrem im mittleren Brustraum gelegenen Herz, zu den beiderseits des Herzens befindlichen Lungenflügeln und zu Ihren Nieren; sie sind, von den unteren Rippen geschützt, zu beiden Seiten der Wirbelsäule eingebettet. Man kann spüren, wie sich unter sanfter Berührung die Spannung in den Muskeln und Geweben rund um die Organe allmählich lockert. Für das Wahrnehmen jeder Region sollte man wenigstens einige Minuten aufwenden.

2. Die äußeren Bewegungen des Atems spüren

Legen Sie Ihre Hände so über den unteren Brustbereich, daß Handkanten und Unterkanten der unteren Rippen aufeinanderliegen; die Spitzen der Mittelfinger berühren einander an der Basis des Brustbeines. In diesem Bereich ist der vordere Zwerchfellrand an den Rippen befestigt. In der Mitte ist das Zwerchfell höher und reicht etwa bis Brustwarzenhöhe. Beobachten Sie Ihre Atmung und bemühen Sie sich, die Zwerchfellbewegung beim Ein- und Ausatmen wahrzunehmen. Vermeiden Sie aber jeglichen Kraftaufwand, versuchen Sie nicht, irgend etwas zu ändern, sondern beobachten Sie nur und spüren Sie in sich hinein.

Legen Sie nun nacheinander Ihre Hände auf folgende Körperstellen und versuchen Sie festzustellen, welche Bewegungen Sie beim Ein- und Ausatmen wahrnehmen können: auf den Nabel, auf die unteren Rippen an der Körpervorderseite und dann zu beiden Seiten des Brustkorbs, auf die Region beiderseits der Lendenwirbelsäule im Nierenbereich (etwa auf Nabelhöhe) und abschließend auf den oberen Brustbereich. Nehmen Sie alles, was beim Ein- und Ausatmen geschieht, bewußt wahr und achten Sie dabei auch auf Verspannungen und eventuelle Behinderungen der Atmung. Für jede Position sollte man mindestens zwei bis drei Minuten aufwenden.

3. Die Empfindungen intensivieren

Wiederholen Sie die vorangegangene Übung, aber lassen Sie diesmal Ihre Aufmerksamkeit tiefer in den Körper vordringen. Nehmen Sie die Atembewegungen wahr und stellen Sie sich dabei vor, inwieweit die inneren Organe durch diese Bewegungen beeinflußt werden. Legen Sie die Hände – wie zuvor schon – auf den mittleren Brustbereich. Können Sie spüren, wie Ihr Zwerchfell während des Einatmens Druck auf ein Organ ausübt und, wenn ja, auf welches? Und was geschieht beim Ausatmen? Legen Sie also wie bei Übung 2 Ihre Hände der Reihe nach auf die einzelnen Körperstellen und spüren Sie, was während der Ein- und Ausatmung in den verschiedenen Regionen geschieht – im Dünndarm, im Bereich der Leber auf der rechten und des Magens und der Bauchspeicheldrüse auf der linken Seite und so weiter.

4. Emotionen einbeziehen

Und nun der dritte Versuch mit dieser Übung – diesmal aber unter Einbeziehung aller Wahrnehmungen wie Wärme, Kälte, Trockenheit oder Feuchtigkeit in den Organen und ihrem Umfeld. Achten Sie gleichzeitig auf allfällig vorhandene Emotionen, aber hüten Sie sich davor, daran hängenzubleiben, sie zu analysieren oder zu beurteilen. Beziehen Sie sie einfach im Rahmen des Sich-selbst-Erspürens in das Spektrum Ihrer Wahrnehmungen mit ein; so als würden Sie mit dem Weitwinkelobjektiv Ihres Empfindungsvermögens Momentaufnahmen Ihres inneren Selbst machen.

Die vorangegangene Übung ist eine Basisübung, auf die Sie täglich zurückgreifen können und auch sollten. Später, wenn Sie erst einmal gelernt haben, in ruhiger Umgebung solche Momentaufnahmen von Ihrem inneren Selbst zu machen, werden Sie dies vielleicht auch ganz spontan in Gegenwart anderer Menschen tun. Aber dazu ist Geduld vonnöten. Zu lernen, sich durch innere Wahrnehmung der Wechselbeziehungen zwischen Atmung, Geweben, Organen und Emotionen bewußt zu werden, ist ein wesentlicher Schritt auf dem Weg zu Selbstheilung und Ganzheitlichkeit. Dieser Lernprozeß trägt nicht nur dazu bei, sich der unbewußten Einstellungen gewahr zu werden, aus denen Streß erwächst, sondern hilft auch, sich davon zu befreien. Die meisten der in den nächsten Kapiteln vorgestellten

Übungen bauen auf dieser Basisübung zum Erlernen der inneren Körperwahrnehmung auf und entwickeln sich, den dargelegten Gedanken folgend, weiter.

KAPITEL 3

DIE TAOISTISCHE VORSTELLUNG VON ENERGIE UND ATEM

In zahlreichen Kulturen gilt der Atem als unmittelbare Manifestation des Geistes. Die subtile, schwer erfaßbare Energie des Geistes beseelt und belebt den Menschen, der diese Energie durch den Atem in sich aufnimmt oder von oben eingehaucht bekommt. Diese höhere Lebenskraft, auf die wir alle angewiesen sind, hat vielerlei Namen. Die Inder beispielsweise nennen sie *Prana*, die Griechen *Pneuma*, die Tibeter *Lung* und die Buschmänner der Kalahari *Num*; im Hebräischen heißt diese Lebenskraft *Ruach*, bei den Lakota-Sioux *Neyatoneyah*, im Islam *Baraka* und in China *Ch'i*. Über unseren Atem können wir ganz bewußt eine Verbindung mit dieser Lebenskraft herstellen und sie in uns aufnehmen.

Obwohl die westliche Wissenschaft jede Vorstellung von einer weder erfaßt noch meßbaren Kraft, die uns belebt und beseelt, ablehnt, ist sie – wie viele altüberlieferte Lehren – davon überzeugt, daß wir in einem von Energie und Energieumwandlung bestimmten Universum leben und in unserer Fähigkeiten, zu denken, zu fühlen, uns zu bewegen und so weiter, von diesen Energie abhängig sind. Der westliche Wissenschaftler definiert diese Energien, zu denen unter anderem mechanische, chemische und elektrische Kräfte sowie Strahlungs- und Kernenergie zählen, in bezug auf die Dinge, die sie bewirken können. Und das, was sie bewirken, muß strengen wissenschaftlichen Kriterien standhalten und insbesondere mit Hilfe technologisch ausgefeilter Meßinstrumente nachweisbar sein. Es gilt: Was nicht meßbar ist, existiert auch nicht. Andere Forscher wiederum sowie einige der weniger »exakten« Wissenschaften wie Psychologie und Psychiatrie gelangten im Laufe der Jahre zu der Ansicht, daß nichterfaßbare Energien (unter Namen wie Bioplasma, Bioelektrizität, biokosmische Energie) sehr wohl existieren. Und auch sie haben diese Energien oftmals in bezug auf die Dinge definiert, die diese Kräfte beeinflussen können – insbesondere Körper, Geist und Seele. Allerdings stießen diese Forscher auf wenig Verständnis in einer Gesellschaft, die von exakten Wissenschaften, Technologie und Bürokratismus bestimmt wird, vom medizinischen Establishment und der Pharmaindustrie.

Einer der berühmtesten Forscher auf dem Gebiet der Lebensenergie war WILHELM REICH. Auf dem Fundament experimenteller Erkenntnisse und nachweisbarer, persönlicher Erfahrungen vieler Personen gelangte Reich zu der überzeugung von der Existenz einer hochwirksamen Lebenskraft, die er *Orgone*-Energie nannte. Er lehrte Menschen, sich diese Energie zur Vorbeugung und Bekämpfung vieler lebensbedrohlicher Erkrankungen, einschließlich Krebs, zunutze zu machen. In seiner Arbeit sah Reich aber ein Experiment und verlangte deshalb von seinen Patienten kein Honorar. Dennoch gingen die US-Behörden gegen ihn vor. Nach seiner Weigerung, sich einer gerichtlichen Verfügung der FDA (= US Food and Drug Administration; amerikanische Gesundheitsbehörde) zu beugen, wurde Reich im Mai 1956 zu einer Gefängnisstrafe verurteilt; im November 1957 starb er in der Haftanstalt an einem Herzanfall. Während seines Gefängnisaufenthaltes führte die FDA in seinem Institut eine Razzia durch und verbrannte seine Bücher und Schriften.

CH'I – DIE BEMERKENSWERTE ENERGIE

Erst heute, angesichts der nachweisbaren Erfolge bestimmter Formen der alternativen Medizin – einschließlich Meditation und chinesischer Heilkünste wie Akupunktur und Ch'i-kung-Gesundheitsübungen (Ch'i-kung = »Bearbeiten der Energie«) –, halten einige aufgeschlossene westliche Mediziner die Existenz nicht erfaßbarer und nach westlichem naturwissenschaftlichem Standard nicht meßbarer Energien wie beispielsweise Ch'i durchaus für möglich. In der im Jahre 1994 ausgestrahlten PBS-TV-Serie *»Healing and the Mind«* (Heilung und der Geist) und dem dazugehörigen Begleitbuch des Fernsehjournalisten BILL MOYERS wurden einige der in jüngster Zeit von Psychologen, Neurologen und Immunologen erzielten Erfolge auf dem Gebiet der Körper-Geist-Forschung dokumentiert; in einem Teil dieser Dokumentation befaßt sich der Autor mit dem »Geheimnis des Ch'i«. Moyers zieht in seinem Buch zwar keine endgültigen Rückschlüsse aus seinen Erfahrungen in chinesischen Kliniken und andernorts in China, räumt aber ein, »bemerkenswerte und unbegreifliche Dinge« gesehen zu haben.

Bereits lange vor Christi Geburt befaßten sich Meister des Tao und Ch'i-kung mit bemerkenswerten und rätselhaften Dingen – mit den nicht erfaßbaren Energien und Funktionen von Körper und Seele. Durch individuelle Praktiken und Übungen, die Atmung, Haltung und Bewegung, bewußtes Spüren und Vorstellungen, dazu die Wahrnehmung von Geräuschen und Lauten sowie Meditation, einschlossen, fanden sie heraus, wie wohltuend man nicht nur das Denken und Fühlen beeinflussen kann, sondern auch die Funktion der körpereigenen Systeme, den Enzym- und Hormonhaushalt, die Produktion von Blutzellen und anderen lebenswichtigen Substanzen sowie die all diesen Vorgängen zugrundeliegenden Energien. Im Laufe der letzten zwanzig Jahre wurde an einigen angesehenen chinesischen Universitäten und Laboratorien die Wirksamkeit zahlreicher Übungen durch chemische und biophysische Untersuchungen bestätigt. Diese Studien, in Zusammenarbeit von Wissenschaftlern und anerkannten Ch'i-kung-Meistern durchgeführt, erbrachten den Nachweis für den bemerkenswerten Einfluß, den das Ch'i auf alle Dinge ausübt – angefangen beim Kristall bis hin zum menschlichen Immunsystem.

Ch'i und negative Ionen

Nach Aussagen von Tao- und Ch'i-kung-Meistern kann im Prinzip jeder lernen, sich das Ch'i zur Förderung von Gesundheit und Wohlbefinden zunutze zu machen. Ihrer Überzeugung nach gelangt mit dem Atem nicht nur Sauerstoff in den Organismus, der für die Verbrennung und Umwandlung von Nahrung in chemische Energie vonnöten ist, sondern auch vielerlei andere Energien, die unser Sein beleben und beseelen. Aus Sicht des modernen Taoisten ist die wissenschaftliche Erkenntnis von der Aufladung der Erdatmosphäre mit elektrisch geladenen, als Ionen bezeichneten Teilchen überaus bedeutsam. Mancher Taoist geht sogar so weit, negative Ionen mit dem Ch'i gleichzusetzen. Ionen sind positiv oder negativ geladene Atome oder Moleküle. Negative Ionen – winzige Zusammenballungen fast reiner elektrischer Energie – entstehen in der Natur durch die wechselseitige Beeinflussung von Sonnenenergie und Erdatmosphäre sowie durch kosmische Teilchen, Blitz, Sturm und Wind, durch die Bewegung und Verdampfung von Wasser sowie durch schwache, von der Erde abstrahlende Radioaktivität. Nach den Ergebnissen unzähliger wissenschaftlicher Untersuchungen sind Ionen, insbesondere negativ geladene Ionen mit einem zusätzlich angelagerten Elektron, extrem wichtig für unsere Gesundheit. Im Bericht einer im Jahre 1966 in Frankreich durchgeführten wissenschaftlichen Studie schreibt einer der Autoren: »Negative Ionen in der Lunge begünstigen den Sauerstofftransport durch die Lungenbläschen und damit die

Sauerstoffaufnahme in das Blut. Gleichzeitig wird der Abtransport von Kohlendioxid unterstützt« (aus: ANDRÉ VAN LYSEBETH, *»Die große Kraft des Atems. Richtig atmen lernen durch Yoga«*). Und ROBERT ORNSTEIN sowie DAVID SOBEL bemerken in ihrem Buch *»Das Gehirn, Schlüssel zur Gesundheit«*: »Negative Ionen fördern im Gehirn die Produktion von Serotonin, einem Neurotransmitter, der im Zusammenhang mit einer entspannten Gefühlslage eine Rolle spielt.«

Anderen wissenschaftlichen Studien zufolge sind vielerlei Faktoren für die fortwährende Verarmung an negativen Ionen verantwortlich: Luftverschmutzung, Klimaanlagen, geschlossene Räume und Betonbauten, künstlich erzeugte elektromagnetische Felder, die Abholzung der Wälder und dergleichen mehr. über derlei Ergebnisse wundern sich taoistische Meister kaum; immerhin absolvieren sie ihre Übungen für Gesundheit und geistiges Wachstum vorzugsweise inmitten der Natur – in der Nähe von Bergen, Seen, Flüssen und Wäldern, wo negative Ionen im Überfluß vorhanden sind. Die Bedeutung der negativen Ionen wurde von Wissenschaft und Industrie zunehmend erkannt, und Ionisatoren für Haushalt, Büro und Autos sind mittlerweile überall erhältlich. In vielen japanischen Bürohäusern finden sich mit Ionisatoren gekoppelte Klimaanlagen. Sogar in Raumkapseln werden solche Apparate installiert, um den Astronauten über Erschöpfungszustände und psychische Probleme hinwegzuhelfen. MANTAK CHIA weist immer wieder auf die Bedeutung der negativen Ionen hin und auf die Notwendigkeit spezieller Atemübungen, um sie in den Körper aufzunehmen.

Taoisten wenden allerlei besondere Atemtechniken an und schlucken den Atem sogar regelrecht in den Verdauungstrakt hinunter,[6] um Energie und negative Ionen aus der Atmosphäre aufzunehmen und zu verwandeln. Dieser Zuwachs an Energie kommt ihnen beim Meditieren und für ihre geistige Bewußtheit, aber auch der Selbstheilung und Langlebigkeit zugute. Im bewußten Umgang mit dem Atem sieht der Taoist nicht nur eine wirksame Methode, Energien aus der »ußeren Welt in sich aufzunehmen, sondern auch die energetischen Wege unserer inneren Welt zu ordnen und damit Körper, Geist und Seele in ein harmonisches Gleichgewicht zu bringen. Nach taoistischer Überzeugung stellt dieses Gleichgewicht – der Anfang wirklicher Ganzheitlichkeit – den Dreh- und Angelpunkt von Gesundheit und Wohlbefinden dar.

DIE »DREI SCHÄTZE«

Aufgrund jahrtausendelanger Beobachtungen und Erfahrungen sind Taoisten der Ansicht, daß das menschliche Leben vom ungehinderten Fließen und der Umwandlung dreier Hauptkräfte abhängt – von der Kraft der Erde, der kosmischen Kraft (der höheren Kraft der Natur) und von der Kraft des Universums (der Energie des Himmels und der Sterne). Im menschlichen Organismus manifestieren sich diese Kräfte in Form dreier unterschiedlicher Substanzen oder Energien – der »drei Schätze« *Ching* (Sexualessenz), *Ch'i* (Vitalität oder Lebenskraft) und *Shen* (Geist). Diese Energien fließen uns vor allem aus folgenden Quellen zu: von unseren Eltern (ererbtes Ch'i), aus unserer Nahrung und aus der Luft, die wir einatmen. Ohne uns dessen bewußt zu sein, beziehen wir diese Kräfte auch unmittelbar aus der Erde, der Natur und von den Sternen – und zwar über Fußsohlen, Haut und Handflächen, über den Scheitelpunkt des Kopfes und andere Energiezentren des Körpers. Mantak Chia zufolge zielen zahlreiche taoistische Übungen auf die Fähigkeit ab, sich besser auf diese Energien einzustellen und sie in sich aufzunehmen.

Innere Alchimie

Taoistische Übungen sind auch auf eine Art innerer Alchimie ausgerichtet – auf die Umwandlung von Sexualessenz in Vita-

Abbildung 12

Die Meridiane (Energieleitbahnen) des Körpers

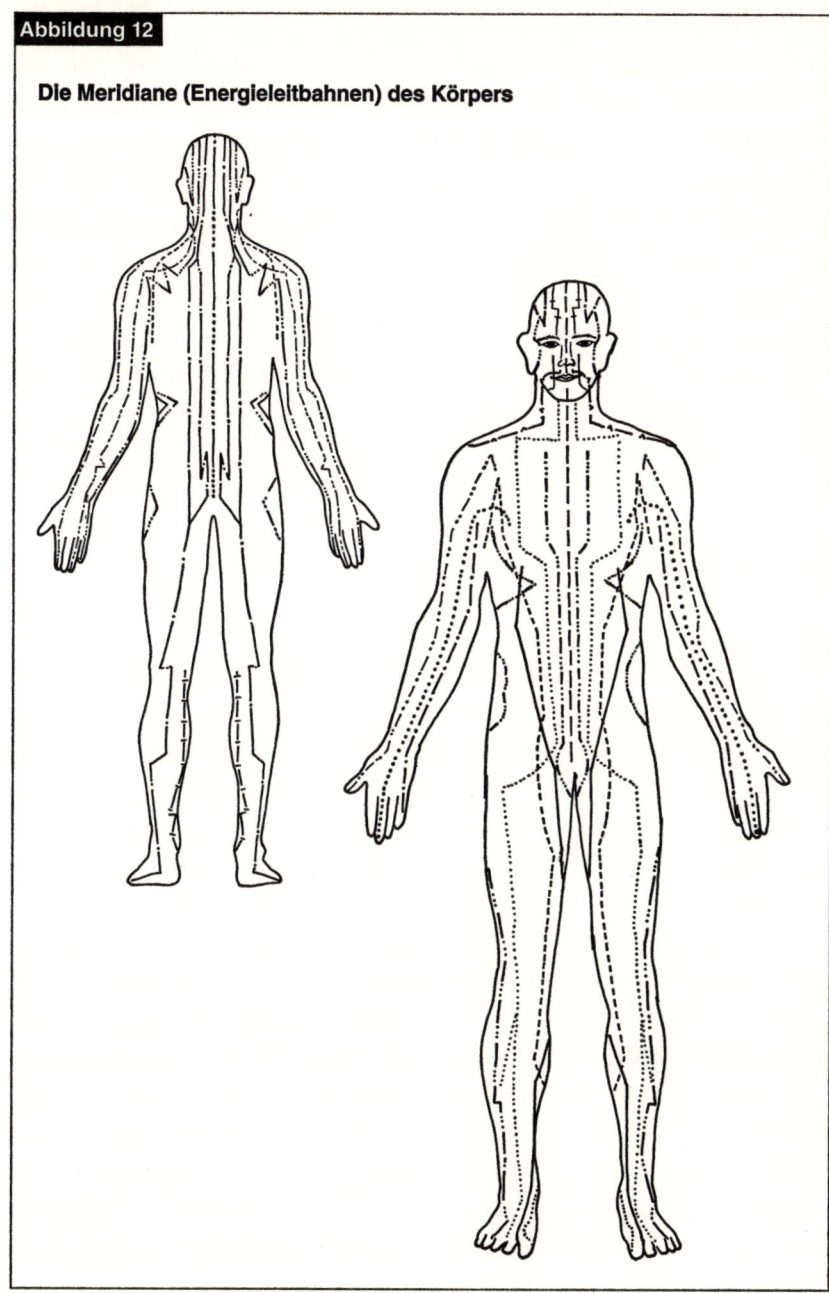

lität und von Vitalität in Geist zugunsten der Gesundheit und
spirituellen Entfaltung. Orte dieser Umwandlung sind die drei
Hauptenergiezentren des Körpers, die sogenannten Tan-t'ien
(Tan-t'ien = Zinnoberfeld) oder Elixierfelder; sie befinden sich
im Bereich des Unterbauches, des Sonnengeflechtes und im
Gehirn. In diesen Zentren spielt sich die eigentliche Alchimie
des menschlichen Organismus ab. Von hier aus zirkulieren die
Energien durch verschiedene, als Meridiane bezeichnete Leitbahnen, über die sie dann in alle Regionen des Organismus gelangen (Abb. 12). In der technischen Terminologie des
Westens entsprechen die Tan-t'ien und Meridiane in etwa
Kraft- und Umspannwerken, in denen aus allerlei Rohstoffen
unterschiedlicher Dichte und Leistungsfähigkeit, wie beispielsweise Kohle, Erdöl und Erdgas, Strom erzeugt und dann über
ein weitverzweigtes Netz verteilt wird.

»Ererbtes Ch'i«

Eine der für Gesundheit und Wohlbefinden bedeutsamsten
Formen der Energie ist das Ch'i, mit dem wir zur Welt kommen
– die Energie aus der sexuellen Vereinigung unserer Eltern, das
heißt aus der Verbindung von Yin (weibliche Essenz) und Yang
(männliche Essenz). Bezeichnet wird diese Energie als »ererbtes
Ch'i«. Ein Großteil des ererbten Ch'i ist die Sexualessenz Ching,
auf die hier nicht gesondert eingegangen wird. Gespeichert
wird das ererbte Ch'i vorwiegend im unteren Tan-t'ien – im
Zentrum eines Dreiecks, das aus dem Nabel, einem Punkt
zwischen den Nieren und dem Sexualzentrum in der Scham-
beinregion gebildet wird. Dieses Energiezentrum und seine
exakte Lage richten sich nach individuellem Gewicht und Kör-
perbau. Normalerweise liegt es zweieinhalb bis fünf Zentimeter
unterhalb des Nabels ein Stück weit (etwa ein Drittel) im Körperinneren (Abb. 13). Als Hauptspeicherbatterie des Körpers liefert

das untere Tan-t'ien die Energie, die vonnöten ist, um die aufgenommene Nahrung und andere mit der Luft zugeführte Energieträger zu verbrennen und in Energie umzuwandeln.

Aus taoistischer Sicht erleichtert ein reichlicher Energievorrat im unteren Tan-t'ien die Assimilation aller anderen verfügbaren Formen von Energie. Dieses Energiezentrum wirkt, wie alle übrigen Energiezentren des Körpers, als eine Art Magnet, der äußere Energie anziehen kann. Die Taoisten sagen: »Wo mehr ist, wird mehr gegeben.«

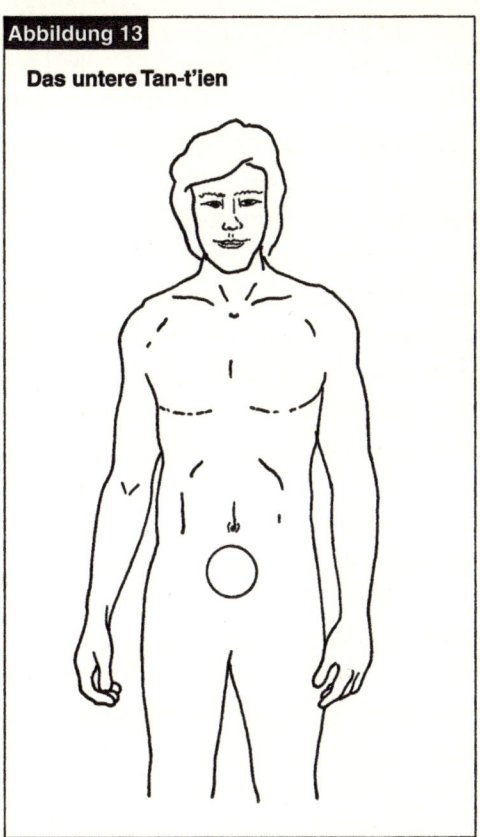

Abbildung 13

Das untere Tan-t'ien

Ihrer Ansicht nach beginnen Gesundheit und Wohlbefinden mit der Bereithaltung einer bestimmten Energiereserve in den körpereigenen Energiezentren, insbesondere im unteren Tan-t'ien, dem Ort der Sexualessenz oder Vitalität. Wer Energie in dieser Region wahrnimmt, fühlt sich im allgemeinen ausgeglichen und »in der Mitte«. Ist hingegen die Energie in diesem Bereich blockiert oder reichen die Reserven nicht aus, hat das in der Regel körperliche Abgeschlagenheit und Unausgeglichenheit zur Folge. Unter Umständen ertappt man sich auch dabei, sich selbst und anderen gegenüber überaus abwertend oder kritisch zu sein. Blockiert oder vergeudet wird Energie auf vielerlei Weise; beispielsweise durch eine allzu negative Einstellung, durch Anspannung, Streß und sexuelle Aktivität, durch Tagträumen, ständiges Reden und Alltagsklatsch, Kritik, Kummer und derlei Dinge mehr. Ein Teil der verlorenen Energie wird zwar automatisch durch die Nahrungsaufnahme und die Atmung wiederaufgefüllt, aber das ererbte Ch'i erschöpft sich nach und nach mit zunehmendem Alter.

Man kann aber auch lernen, Energie gezielt zu bewahren, und die Batterie wiederaufzuladen das heißt das untere Tan-t'ien immer offen und mit Energie gefüllt zu halten. Erreichen läßt sich dies durch spezielle Atemübungen zur Schulung der Aufmerksamkeit und Erweiterung des Bewußtseins. Zwei dieser elementaren Atemübungen sind die *normale Bauchatmung* und die *taoistische Bauchatmung*. Normale Bauchatmung, bei der sich Bauch, Brustkorb und Lendenwirbelbereich beim Einatmen ausdehnen und beim Ausatmen einziehen, besitzt vielerlei Vorzüge; unter anderem übt sie einen Massageeffekt auf die inneren Organe aus und sorgt für einen vermehrten Zustrom von Ch'i in diesen Regionen. »überdies regt sie die Durchblutung an, den Lymphstrom sowie die Hormonproduktion, und ... entlastet das Herz« (aus: MANTAK CHIA, MANEEWAN CHIA, *»Das heilende Tao«*). Diese Atmung »ähnelt dem weichen, natürlichen Atmen eines Babys oder Kleinkindes. Schon LAO TSE weist im *»Tao Te King«* darauf hin: »... Kannst du dich auf den Atem konzentrieren und geschmeidig werden wie ein Neugeborenes?« Bei der anderen Elementarform des Atmens, der sogenannten taoistischen oder »konträren« Bauchatmung, bei der sich Bauch, Brustkorb und Lendenwirbelbereich beim Einatmen einziehen und beim Ausatmen wieder ausdehnen, wird die Energie verdichtet, in das unter Tan-t'ien und die benachbarten Organe gepreßt und zudem der Strom des Ch'i durch die Meridiane angeregt.[7]

ÜBUNGEN

Wie bereits im zweiten Kapitel erläutert, ist die eingehende
Beschäftigung mit der Selbstwahrnehmung, das heißt die
Intensivierung der inneren Aufmerksamkeit und Bewußtheit,
eine wesentliche Voraussetzung für Gesundheit und Selbstheilung. Ohne diese gezielte Arbeit an der inneren Aufmerksamkeit und der daraus erwachsenden Fähigkeit, sie zu steuern,
werden die in diesem Buch vorgestellten Atemübungen wenig
Wirkung zeigen. Der anerkannte Ch'i-kung-Meister und Experte auf dem Gebiet der chinesischen Medizin Tzu Kuo Shih
schreibt in »*Qi Gong Therapy*« (Ch'i-kung-Therapie): »Unter
Aufmerksamkeit verstehen wir sowohl das Sichbewußtwerden
wie auch die damit verknüpfte Aktivität des Gehirns. Durch
bewußtes Steuern der Aufmerksamkeit wird das Ch'i in ruhige Bahnen gelenkt. Das Geheimnis für erfolgreiches Üben
besteht darin, Ruhe und Entspannung einkehren zu lassen.«
Ausschlaggebend für diese Atemübungen ist also, sie ganz
bewußt, unverkrampft und locker anzugehen, ohne Druck
und selbstauferlegten inneren Erfolgszwang. Lassen Sie sich
auch nach Übungsende genügend Zeit zum Ausruhen, um die
Wirkung bewußt wahrnehmen zu können.

1. Den Bauchraum öffnen

Setzen oder stellen Sie sich ruhig hin, nehmen Sie einige
Minuten lang Ihren Atem wahr und legen Sie dann die Hände
auf den Nabel. Stellen Sie sich beim Einatmen vor, Ihr
Atem würde unmittelbar von der Nase durch einen langen,
engen Schlauch in einen Ballon hinter Ihrem Nabel strömen.
Mit dem Ausdehnen des Ballons weitet sich auch Ihr
Bauchraum. Beim Ausatmen zieht sich der Ballon zusammen
und Sie haben das Gefühl, als würde die Luft durch den
Schlauch langsam nach oben durch die Nase herausgepreßt

Abbildung 14

Einatmen in den Bauch

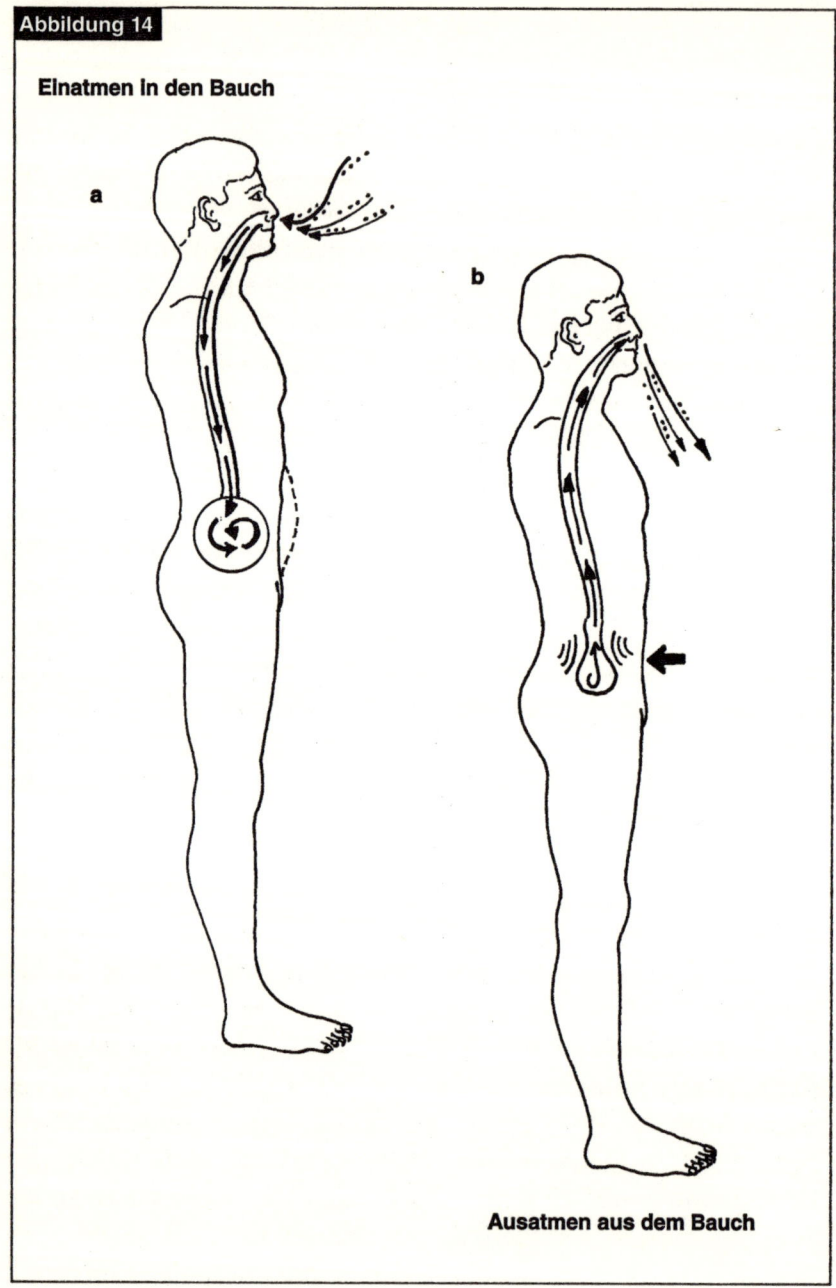

Ausatmen aus dem Bauch

(Abb. 14). Natürlich strömt die Einatmungsluft nicht in den Bauch, sondern in die Lunge. Aber das »Wahrnehmen« einer von der Nase in den Bauch verlaufenden Bewegung lockert Bauchmuskeln und Gewebe und hilft dem Zwerchfell, sich tiefer in den Bauchraum abzusenken und die inneren Organe zu massieren. Während der Übung bleiben Schultern und Brust entspannt. *Vermeiden Sie jede Anstrengung;* erspüren Sie einfach die Bewegung des Ballons in Ihrem Bauch, und nehmen Sie gleichzeitig während des Ein- und Ausatmens die Auf- und Abwärtsbewegung des Zwerchfells wahr.

2. Das Zwerchfell spüren

Um die Zwerchfellbewegung noch eindeutiger wahrzunehmen, legen Sie sich auf den Rücken. Die Knie anwinkeln und die Füße mit etwas Abstand voneinander auf den Boden aufsetzen; die Arme liegen seitlich neben dem Körper (Abb. 15). Beim Einatmen in den Bauchraum den Ballon soweit wie möglich »aufblasen« und dann den Atem anhalten. Achten Sie darauf, daß keine Luft durch Nase oder Mund entweicht. Anschließend den Bauch nach und nach abflachen lassen, ohne dabei zu atmen, und den luftgefüllten Ballon sachte nach oben Richtung Brustraum schieben. Erspüren Sie gleichzeitig die Aufwärtsbewegung des Zwerchfells. Anschließend den Brustkorb wieder einsinken und den Ballon in den Bauchraum zurückgleiten lassen. Achten Sie darauf, ob Sie in diesem Moment auch die Abwärtsbewegung des Zwerchfells wahrnehmen. Bewegen Sie den Ballon wie einen Kolben mehrmals auf und ab. Anschließend ruhen Sie sich mehrere Minuten lang aus und achten darauf, ob sich Veränderungen in der Atmung bemerkbar machen. Die Übung zwei- bis dreimal wiederholen.

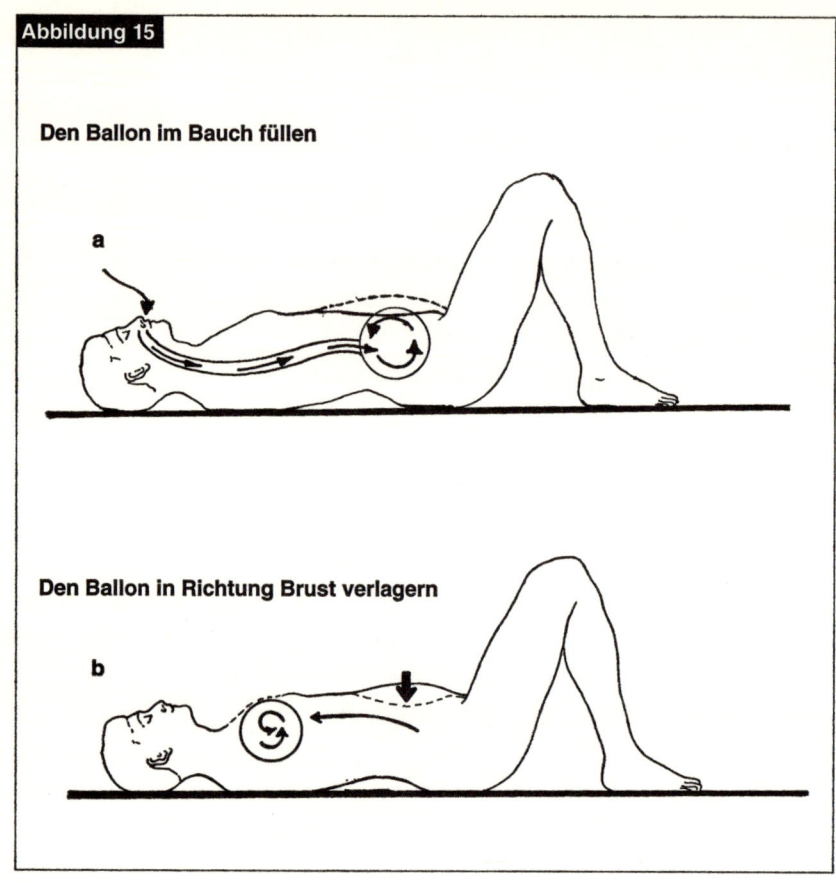

Abbildung 15

Den Ballon im Bauch füllen

a

Den Ballon in Richtung Brust verlagern

b

3. Den Brustkorb öffnen

Legen Sie sich wieder auf den Rücken. Lassen Sie die Hände zu
beiden Seiten auf den unteren Rippen ruhen und spüren Sie,
wie sich der Ballon beim Einatmen in den Brustkorb hinein
ausdehnt und die Rippen beim Ausatmen in ihre Normalstel-
lung zurückkehren. Bei dieser Atmungsvariante senkt sich das
Zwerchfell, das mit seiner Unterkante an den unteren Rippen
befestigt ist, noch tiefer in den Bauchraum. Um die Bewegung
des Brustkorbs zu erspüren, legen Sie sich auf die rechte Seite;

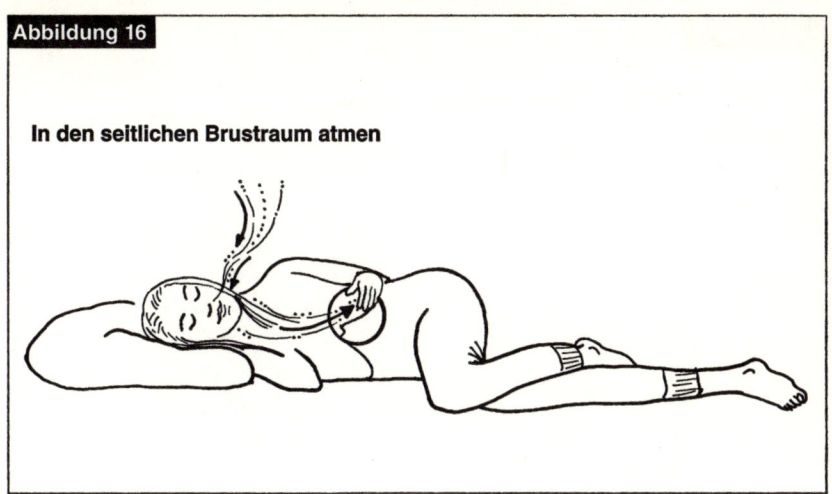

Abbildung 16

In den seitlichen Brustraum atmen

der Kopf ruht auf dem rechten Arm und die linke Handfläche ganz leicht auf dem unteren Abschnitt der linken Brustkorbseite (Abb. 16). Nehmen Sie nun beim Ein- und Ausatmen bewußt wahr, daß sich dieser Vorgang direkt in der linken Brustraumhälfte abspielt. Nach 15 bis 20 Atemzügen wieder auf den Rücken legen und die Füße flach auf den Boden aufsetzen. Atmen Sie mehrmals ganz bewußt ein und aus und achten Sie darauf, ob sich zwischen linker und rechter Brustkorbhälfte ein Unterschied bemerkbar macht. Anschließend auf die linke Seite legen; die Übung in gegengleicher Körperhaltung wiederholen und über 15 bis 20 Atemzüge in die rechte Brustkorbhälfte atmen. Legen Sie sich abschließend wieder auf den Rücken, winkeln Sie die Knie an und achten Sie beim sachten Atmen in den gesamten Brustraum auf allfällige Veränderungen in Ihrer Atmung.

4. Das »Tor des Lebens« öffnen

Setzen oder stellen Sie sich bequem hin und legen Sie die Hände beiderseits der Wirbelsäule und genau dem Nabel

Abbildung 17

Die Bewegung der Lendenwirbelsäule spüren

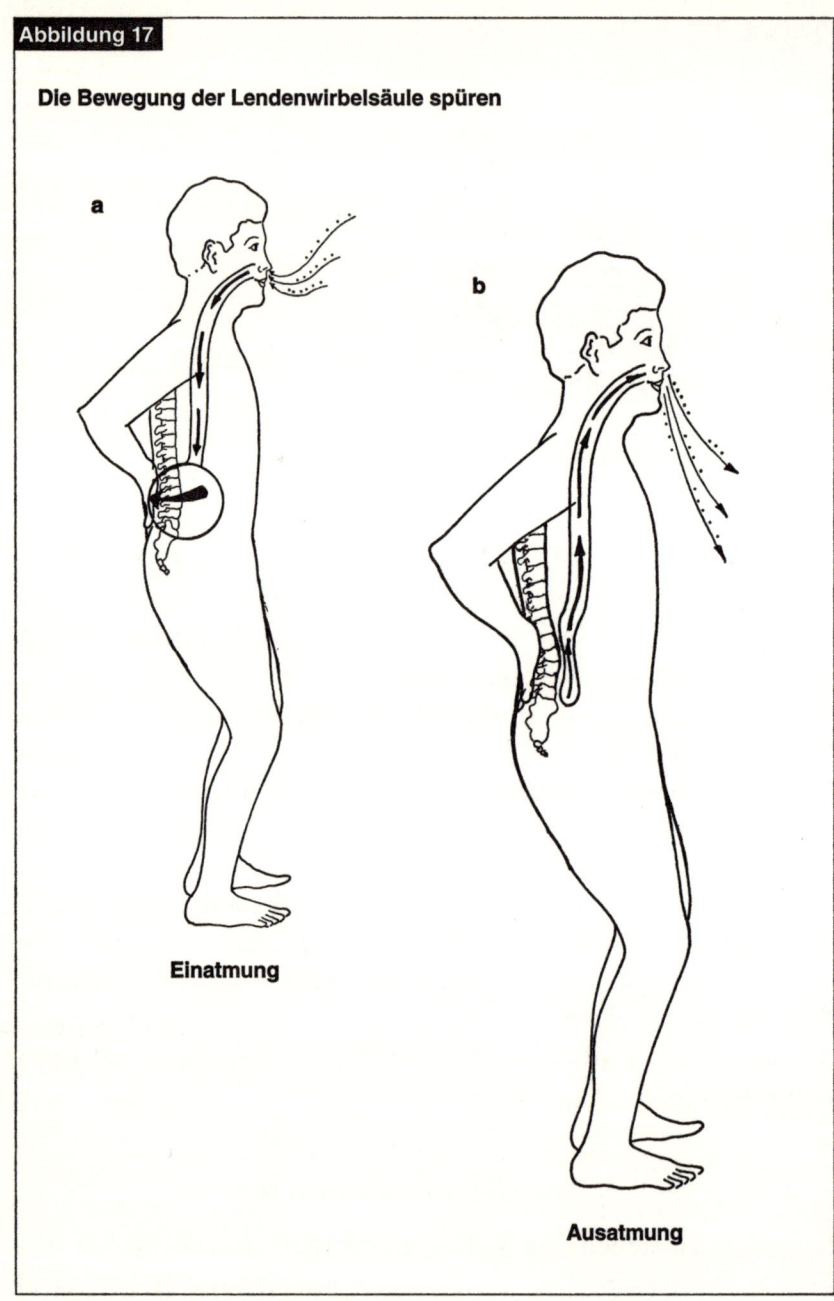

a

b

Einatmung

Ausatmung

gegenüber so auf den unteren Rückenbereich auf, daß die Fingerkuppen die Wirbelsäule berühren. Die Taoisten nennen diesen Bereich zwischen dem zweiten und dritten Lendenwirbel *Ming-men* oder »Tor des Lebens«, weil sich hier, zwischen den beiden Nieren, der Speicherort der Sexualessenz befindet. Für das allgemeine Wohlbefinden ist es sehr wichtig, diese Körperpartie warm, entspannt und beschwerdefrei zu halten. Spüren Sie beim Einatmen, wie sich der Ballon füllt und Ihr Kreuz nach außen drückt (Abb. 17). Beim Ausatmen kehrt der Lendenwirbelbereich in seine ursprüngliche Stellung zurück. Atmen Sie zwei bis drei Minuten lang auf diese Weise und versuchen Sie währenddessen, in die Hocke zu gehen, um die Bewegung im Bereich der Lendenwirbelsäule zu erspüren. Die Hockstellung trägt nicht nur zur Öffnung des unteren Rückenbereiches bei, sondern wirkt sich ganz allgemein förderlich auf die Gesundheit aus. Lassen Sie beim Hocken die Arme locker nach vorn fallen, und nehmen Sie während des Atmens den unteren Rückenbereich (Kreuzgegend) wahr (Abb. 18). In dieser Stellung lockern sich die Muskeln im Lendenwirbelbereich, und auch der untere Abschnitt des Zwerchfells, der an der Lendenwirbelsäule fixiert ist, ganz von selbst. Darüber hinaus begünstigt diese Position die Reinigung und Kräftigung der Nieren. Macht das Hocken Probleme, kann man sich auch im Stand vornüberbeugen und den Oberkörper mit den Händen auf den Knien abstützen. Sobald Sie spüren, daß sich der untere Rückenbereich ausdehnt und wieder zusammenzieht, kehren Sie in die Ausgangsstellung zurück und versuchen nun, mit Hilfe des »Organgedächtnisses« denselben Vorgang im Sitzen oder Stehen zu erspüren.

5. Bauchraum, Brustkorb und Kreuzbereich gleichzeitig öffnen

Setzen oder stellen Sie sich hin und versuchen Sie, alle drei Regionen gleichzeitig zu erspüren. Nehmen Sie den gesamten, von Nabel, Schambein und Kreuzgegend begrenzten Bereich

Abbildung 18

Hocke

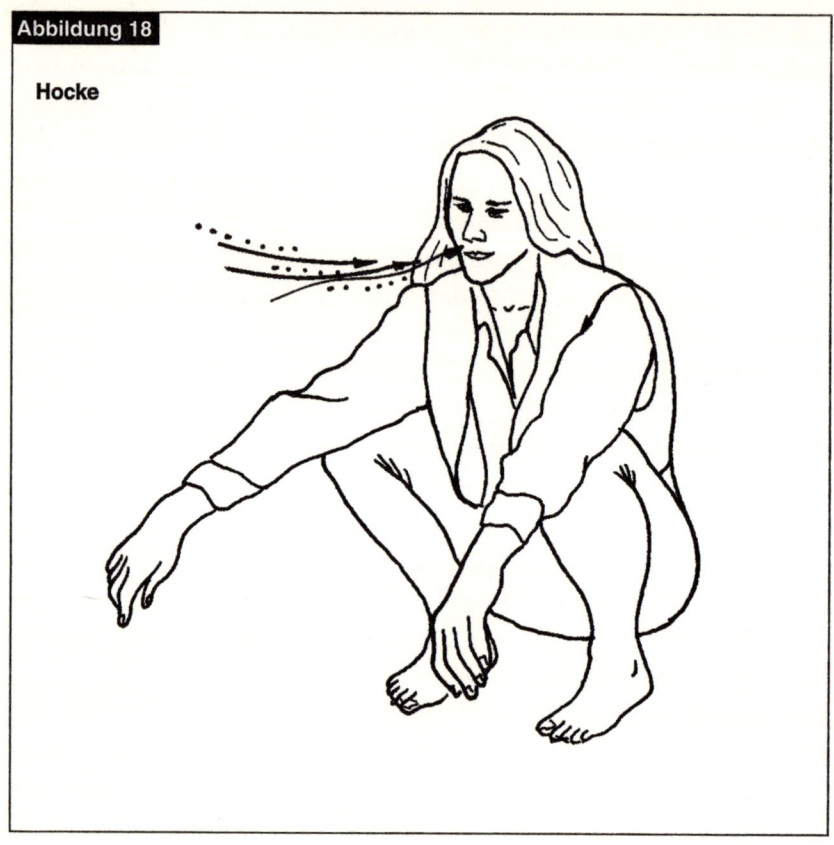

wahr und machen Sie sich bewußt, wie der Ballon sich während der Einatmung mehr oder minder gleichzeitig in alle Richtungen ausdehnt und beim Ausatmen wieder schrumpft. Ein Gefühl der Verkrampfung oder Anspannung sollte dabei nicht aufkommen. Nehmen Sie einfach wahr, wie sich der Ballon abwechselnd füllt und leert. Und achten Sie beim Ein- und Ausatmen auch auf die kolbenartige Ab- und Aufwärtsbewegung des Zwerchfells. Nach einigen Minuten sollten Sie den Ballon vergessen und nur die Wärme im Bauchraum fühlen — eine Art Energiekugel, die sich ausdehnt und zusammenzieht. Wer auf diese Weise natürlich atmet, spürt allmählich, daß

»irgend etwas« in die Bauchhöhle strömt, obwohl keine Luft dorthin gelangt. Aus taoistischer Sicht ist dieses »irgend etwas« Blut und Ch'i. Durch diese Form der Atmung fangen Sie an, Ihr unteres Tan-t'ien mit Energie aufzufüllen. Die Übung kann man mehrmals täglich absolvieren.

»ERWORBENES CH'I«

Die über Nahrung, Wasser und Luft aufgenommene Energie wird als »erworbenes Ch'i« bezeichnet. Sie ist die Lebenskraft, die wir zur Aufrechterhaltung unserer körperlichen und geistigen Funktionen brauchen und von außen erhalten. Zentrum und Speicherort dieser Energie ist das mittlere Tan-t'ien; es liegt im Bereich des Sonnengeflechtes, dem Ort unserer Emotionen. Nach taoistischer Auffassung ist die Qualiä»t des Ch'i teilweise abhängig von der Qualität der zugeführten Nahrung und eingeatmeten Luft. Aus diesem Grund geht es dem Taoisten nicht nur um eine zuträgliche Ernährung, sondern auch um die richtige Atmung.

Richtiges Atmen wirkt sich nicht nur günstig auf die Sauerstoffversorgung und -verwertung aus, sondern hat noch weitere Vorzüge. Bauchatmung beispielsweise regt die Peristaltik (Darmtätigkeit) an, fördert die Durchblutung und unterstützt die Resorption von Nährstoffen und übt damit einen nachhaltigen Einfluß auf die Verdauung aus. Überdies kann sie zum öffnen der Gewebe rund um das Sonnengeflecht beitragen und den Energiefluß durch die Leitbahnen in diesem Bereich anregen. Ist diese Region blockiert oder energetisch unterversorgt, machen sich laut MANTAK CHIA Nervosität, Kummer oder ein Mangel an Ungezwungenheit oder Risikobereitschaft bemerkbar. Häufig fühlt man sich auch ungeliebt oder unfähig, Liebe zu geben beziehungsweise zu nehmen, oder man hat das Gefühl, von anderen ständig kritisch beurteilt zu werden.

Bauchatmung, insbesondere langsames, tiefes und anhaltendes Atmen, kann in Verbindung mit bestimmten, auf spezielle Energiezentren ausgerichtete Wahrnehmungsübungen dazu beitragen, Energien aus der Erde, der Natur und dem Himmel aufzunehmen. Sie aktiviert das parasympathische Nervensystem, das Körper und Geist zur Ruhe kommen läßt. Und damit kann unsere innere Aufmerksamkeit eindeutig Vibrationen, Bewegungen und Einflüsse innerer und äußerer Energieströme wahrnehmen, die üblicherweise nicht spürbar sind. Indem man sich dieser Vibrationen sowie der Zentren, in denen sie sich sammeln, bewußt wird, können die Energien vom Organismus aufgenommen werden.

ÜBUNGEN

1. Das Sonnengeflecht öffnen

Setzen oder stellen Sie sich ruhig hin und nehmen Sie einige Minuten lang Ihren Atem wahr. Legen Sie dann Ihre Hände auf den Unterbauch und spüren Sie, wie sich die Energiekugel hinter Ihrem Nabel beim Ein- und Ausatmen ausdehnt und zusammenzieht. Dringen Sie mit Ihrem Wahrnehmungsvermögen tief in die Gewebe des Bauchraumes vor und lassen Sie nach mehreren Atemzügen die Energiekugel mit der Einatmung von der Nabelgegend bis hinauf in das Sonnengeflecht wandern. (Das Sonnengeflecht liegt ungefähr in der Mitte zwischen Nabel und Brustbeinbasis.) Nehmen Sie beim Ausatmen wahr, wie sich die Gewebe im Bereich von Sonnengeflecht und Nabel zusammenziehen. Während Sie sich entspannen und sich ganz Ihrer inneren Wahrnehmung überlassen, verlangsamt sich die Atmung allmählich von selbst. Legen Sie die Hände auf Ihr Sonnengeflecht, neigen Sie sich aus der Taille heraus etwas nach vorn und achten Sie darauf, wie Ihre Atmung reagiert. Diesen Teil der

Übung mehrmals wiederholen und nach dem letzten Nach-vorn-Neigen die Aufmerksamkeit auf das Sonnengeflecht konzentrieren. Achten Sie darauf, wie es sich mit jeder Ein- und Ausatmung ausdehnt und zusammenzieht. Diese Übung mehrere Minuten lang absolvieren.

2. Tiefsitzende Spannungen lösen

Sobald Sie merken, daß Ihr Sonnengeflecht sensibler wird und sich öffnet, vergegenwärtigen Sie sich, wie die Luft von der Nase durch das Sonnengeflecht in Ihr unteres Tan-t'ien strömt (Abb. 19). Stellen Sie sich die Luft als langen Seidenfaden vor, der Ihre gesamte Körpervorderseite von der Nase bis hinunter zum Unterbauch zusammenhält. Atmen Sie durch Ihren fast geschlossenen Mund langsam, ruhig und gleichmäßig aus und lassen Sie vor dem erneuten Einatmen die Luft vollständig aus der Lunge ausströmen. Fühlen Sie ganz bewußt, wie mit der Ausatmungsluft alle Verspannungen in Unterbauch, Sonnengeflecht und Brustraum den Körper verlassen. Atmen Sie in dieser Weise fünf bis zehn Minuten lang weiter und achten Sie dabei besonders auf den Bereich rund um Ihr Sonnengeflecht. Sie sollten spüren, wie es ständig weicher wird – so, als zerfließe etwas in Ihrem Inneren. Hören Sie danach auf, den Atem in eine bestimmte Richtung zu lenken; achten Sie einfach auf die verschiedenen Vibrationen in und rund um Ihren Körper und tun Sie nichts anderes als zu beobachten und zu empfinden. Nehmen Sie sich für dies Übung mindestens 15 bis 20 Minuten Zeit.

SHEN

Übersetzt wird *Shen* in der Regel mit »Geist« oder »höherer Sinn«. Überdies versteht man unter Shen auch eine feinstoffliche Substanz oder Energie im menschlichen Körper. Shen ist

Abbildung 19

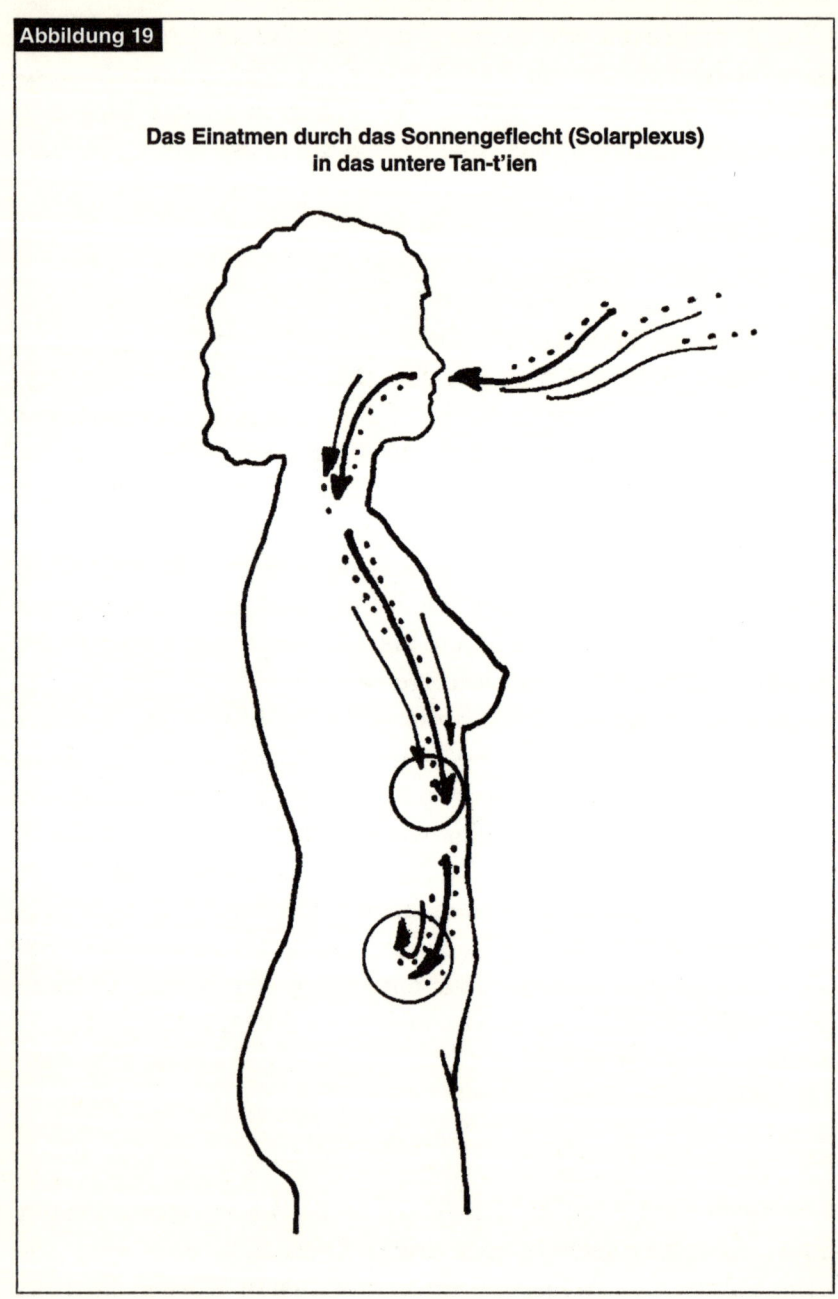

**Das Einatmen durch das Sonnengeflecht (Solarplexus)
in das untere Tan-t'ien**

ererbt oder erworben, aber im Rahmen dieses Buches wird auf diesen Unterschied nicht eingegangen. Diese Energie – aufgrund ihrer Entstehung in den Sternen mitunter als »himmlisches Ch'i« bezeichnet – sitzt im oberen Tan-t'ien – dem im Gehirn befindlichen, zwischen den Augenbrauen im Bereich der Hirnanhangsdrüse (Hypophyse) gelegenen Energiezentrum (Abb. 20). In diesem Zentrum wir die elementare Energie gespeichert, die für ein klares Denkvermögen und Bewußtsein vonnöten ist. Shen ist das Licht der geistigen Klarheit, das heißt des Bewußtseins, das im Wachzustand aus unseren Augen strahlt. Ist dieser Bereich offen und mit Energie gefüllt, verfügen wir über ausgeprägte Intuition, gepaart mit Zielstrebigkeit und Entschlußkraft. Ist er hingegen geschlossen oder geschwächt, sind wir zerstreut und desinteressiert oder unentschlossen. Nicht selten hört man von taoistischen oder chinesischen Ärzten, die die Behandlung von Personen mit nur schwach schimmerndem Shen-Licht ablehnen. Ihrer Ansicht nach ist eine Heilung ohne ausreichendes Shen, das heißt ohne ein bestimmtes Maß an »Geist«, nicht möglich.

Shen läßt sich verstärken

Ein gewisses Maß an Shen wird von Natur aus im Organismus produziert; das reicht aber angesichts der vielfältigen Belastungen des modernen Lebens für die Gesunderhaltung des Körpers nicht immer und für einen seelisch-geistigen Wandel nur selten aus. Aber Shen läßt sich gezielt ausbauen. Eine der besten Methoden besteht darin, die elementare Lebenskraft zu bewahren und für die Umwandlung dieser Lebenskraft in die subtilere Energie der Bewußtheit zu sorgen. Ob dies gelingt oder nicht, hängt weitgehend von der Fähigkeit ab, die Verbindung mit dem unteren Tan-t'ien aufrechtzuerhalten – es also wahrzunehmen und darauf zu achten, diesen Bereich durch bewußtes Spüren und richtiges Atmen offen und aktiv zu halten. Tiefe Bauchat-

Abbildung 20

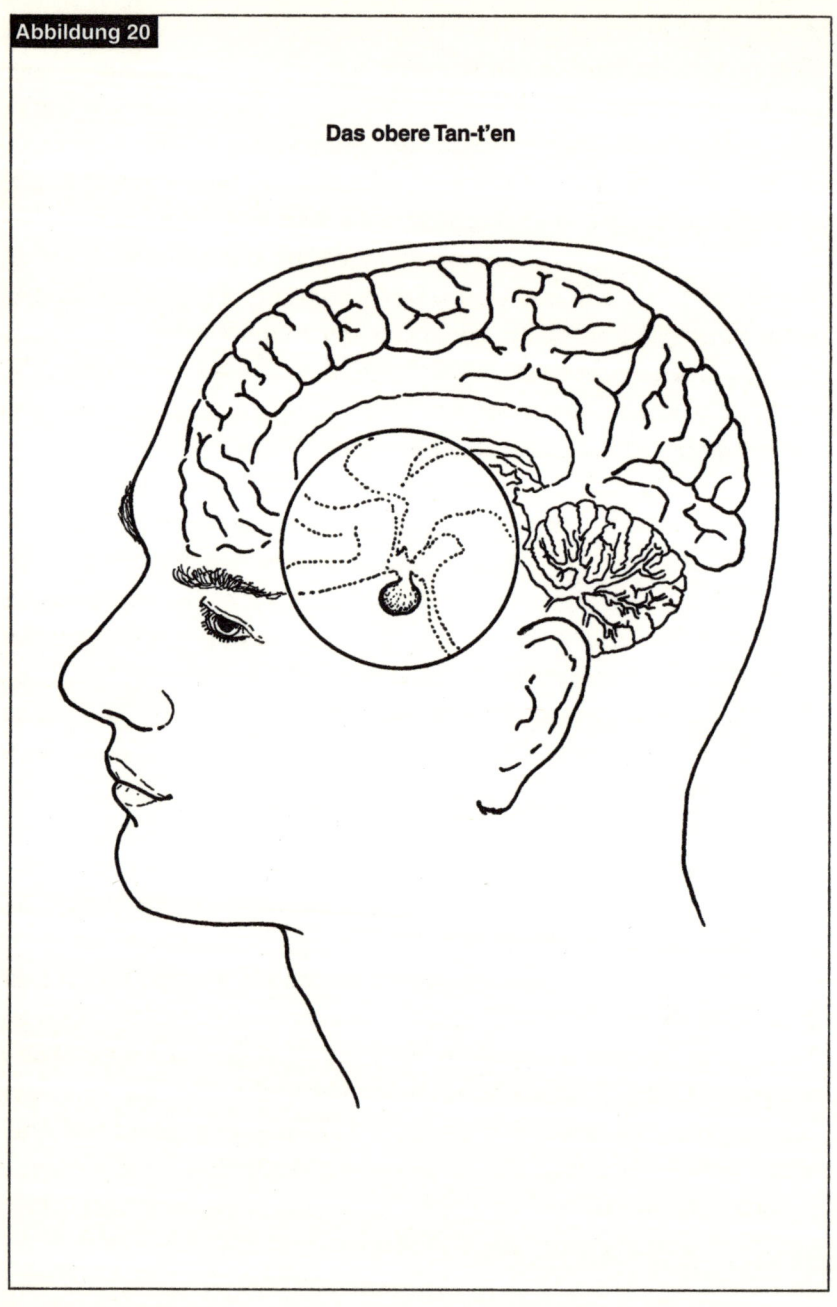

Das obere Tan-t'en

mung hilft uns nicht nur, unsere Lebenskraft in die höheren
Zentren zu verlagern, wo sie umgewandelt werden kann, sondern trägt auch dazu bei, in Seele und Gehirn Ruhe einkehren
zu lassen. Nach wissenschaftlichen Erkenntnissen ist dies ungemein wichtig; so schreibt ROBERT B. LIVINGSTON: »Beim
Erwachsenen ist die im Ruhezustand über Stoffwechselvorgänge ermittelte Gehirntätigkeit zehnmal höher als die Aktivität in
jedem anderen Körpergewebe. Tatsächlich beträgt der Sauer-
stoffverbrauch und die Kohlendioxidproduktion des Gehirns im
Vergleich zum übrigen Organismus das Zehnfache« (aus: J. W.
HAYWARD, F. J. VARELA (Hg.), »Gentle Bridges: Conversations with
the Dalai Lama on the Sciences of the Mind«).

Sowohl aus wissenschaftlicher wie auch aus taoistischer Sicht
beeinflußt die Daueraktivität des Gehirns den gesamten Organismus. Sie aktiviert die Nerven, regt die Hormonproduktion
und Muskeltätigkeit an und stimuliert Gewebe und Organe.
Stellt sich in Geist und Seele Ruhe ein, das heißt, sind wir in der
Lage, überflüssige geistige und emotionale Aktivitäten (wie
Wachträume, Kritik und Selbstmitleid, innere Diskussionen und
zielloses assoziatives Denken), die einen Großteil des Tages
beanspruchen, zu verringern oder gänzlich einzustellen, beginn-
nen die Zellen und Gewebe von Körper und Gehirn sich zu
erholen und zu regenerieren; der Energieverbrauch sinkt, und
der Energievorrat wächst. Dieser Vorgang begünstigt den
Zuwachs an Ch'i in unserem Organismus. Erreicht das Ch'i
eine bestimmte Intensität und sind wir imstande, es durch ruhi-
ges, beständiges Bewußtmachen wahrzunehmen, wird jedes
Mehr an Ch'i von Natur aus in die subtilere Energie Shen
umgewandelt. Dieser Zuwachs an Shen kommt nicht nur dem
Heilungsprozeß und dem Wohlbefinden zugute, sondern bildet
auch das Fundament seelisch-geistigen Wachstums.

ÜBUNGEN

1. Das Gehirn öffnen

Setzen oder stellen Sie sich wie gewohnt ruhig hin, lassen Sie Seele und Geist zur Ruhe kommen und nehmen Sie soweit wie irgend möglich Ihren gesamten Organismus und dessen Funktionen wahr. Lenken Sie nach zehn bis 15 Minuten Ihre Aufmerksamkeit auf die Stelle unmittelbar unterhalb des Nabels und spüren Sie beim Ein- und Ausatmen das Ausdehnen und Zusammenziehen der Energiekugel. Sobald der Kontakt mit diesem Bereich wahrnehmbar ist, beziehen Sie auch das obere Tan-t'ien zwischen den Augenbrauen in Ihre Aufmerksamkeit mit ein. Spüren Sie, wie Ihre Augen bis in die Augenhöhlen hinein und das gesamte benachbarte Gebiet sich entspannen. Es sollte sich ein Gefühl einstellen, als ob irgend etwas Hartes weich oder Eis zu Wasser schmelzen würde. Achten Sie während dieses »Schmelzvorganges« auf allfällige Gedanken oder Gefühle, aber befassen Sie sich nicht eingehend damit. Lassen Sie sie einfach kommen und gehen, und geben Sie sich nur dem Spüren Ihrer selbst hin.

2. In das Gehirn atmen

Empfinden Sie den Abschnitt zwischen Ihren Augenbrauen als weich und offen, dann versuchen Sie einmal, ob es Ihnen gelingt, unmittelbar durch diesen Bereich hindurch in Ihr Gehirn einzuatmen, gleichzeitig aber die tiefe Bauchatmung beizubehalten. Achten Sie darauf, ob sich in dieser Region fast unmerkliches Vibrieren oder eine Bewegung bemerkbar macht. Und schenken Sie den möglicherweise aufkommenden negativen Gedanken keinen Glauben, die Sie zweifellos davon überzeugen wollen, daß es unmöglich sei, bis in das Gehirn hinein zu atmen. Probieren Sie es einfach aus und finden Sie es selbst heraus. Üben Sie unngefähr zehn Minuten, lenken Sie dann die Aufmerksamkeit (und den Atem) zurück in Ihr unteres Tant'ien und spüren Sie, daß die von Ihnen eingesammelte Energie dort gespeichert wird. Abschließend einige Minuten ganz ruhig atmen und die Übung beenden.

Wer über Sinn und Bedeutung der in diesem Kapitel erläuterten Begriffe, Zusammenhänge und einschlägigen Übungen nachdenkt, sollte sich nicht damit plagen, sämtliche Fachausdrücke im Kopf zu behalten. Wichtig ist es, einen Anfang zu machen und ganz allmählich zu spüren, daß Gesundheit und Wohlbefinden, das heißt der Einklang zwischen Körper, Geist und Seele, von zwei bedeutsamen Faktoren abhängt: zum einen von einer Vielzahl bestimmter feinstofflicher Substanzen (oder Energien), die der Mensch zum Teil von Geburt an besitzt und zum Teil von außen erwerben kann, und zum anderen vom Transport dieser Substanzen über den Atem in die Körperbereiche, wo sie gespeichert und umgewandelt werden. Nach wenigen Wochen bedächtiger, aber konsequenter Arbeit werden Sie ein bisher nicht gekanntes Gefühl von Vitalität und Offenheit wahrnehmen, insbesondere im Bereich von Bauch, Sonnengeflecht und Gesicht. Nehmen Sie diese Empfindungen bewußt wahr. Lassen Sie sie nach und nach durch Ihren gesamten Körper strömen und greifen Sie darauf zurück, wann immer Sie können.

KAPITEL 4

GANZHEITLICHES ATMEN

Vor über 2000 Jahren bemerkte der große taoistische Weise CHUANG-TZU: »Die wahren Menschen holten den Atem von den Fersen herauf; die gewöhnlichen Menschen atmen nur mit der Kehle« (aus: »*Klassische chinesische Philosophie*). Diese uralte Bemerkung über das Atmen, die heutzutage von besonderer Bedeutung sein dürfte, bildet den Kernpunkt der taoistischen Ansicht zum Thema Atmung. Nach Auffassung der Taoisten unterstützt uns eine natürliche Atmung in dem Bemühen, uns den unendlichen Dimensionen von Himmel und Erde zu öffnen – der kosmischen Alchimie, wenn aus der Wechselwirkung zwischen Sonnenstrahlung und den Substanzen der Erde die Lebensenergien erwachsen. Unser Atem, insbesondere die natürlich Atmung, versetzt uns in die Lage, diese Energien in uns aufzunehmen und umzuwandeln.

Doch was bedeutet der Begriff »natürliche« Atmung? Erste Antworten auf diese Frage finden sich in den ersten beiden Kapiteln dieses Buches. Sie befassen sich mit der elementaren Physiologie des Atmens und mit den Möglichkeiten, den Atem in Verbindung mit Geweben und Organen wahrzunehmen. Das dritte Kapitel kommt der Bedeutung der natürlichen Atmung noch näher. Es zeigt auf, was es mit den drei Hauptenergiezentren unseres Körpers auf sich hat, insbesondere mit dem Zentrum im Nabelbereich, und weist den Weg, sich dieser Energiezentren bewußt zu werden. Im Rahmen des nun folgenden Kapitels schließlich erfahren Sie, wie Sie Ihren Körper ganzheitlich in die Atemarbeit einbeziehen. Nur durch ganzheitliches Atmen finden wir nämlich uneingeschränkten Zugang zu unseren inneren Heilkräften – zu der angeborenen Vitalität unseres Organismus.

»NATÜRLICHE ATMUNG«
VERSTÄNDLICH DEFINIERT

Eine ungemein einfache, höchst einleuchtende Definition des Begriffes »natürliche Atmung« stammt von dem bekannten Psychiater ALEXANDER LOWEN, einem Schüler WILHELM REICHS. »Natürliches Atmen – das heißt die Art und Weise, in der ein Kind oder Tier atmet – bezieht den gesamten Körper mit ein. Nicht jedes Organ ist an diesem Vorgang aktiv beteiligt, aber sämtliche Körperbereiche werden von den Atemwellen, die den Körper durchlaufen, mehr oder minder stark beeinflußt. Beim Einatmen setzt die Welle tief unten in der Bauchhöhle an und läuft hinauf bis in den Kopf. Und während des Ausatmens gleitet sie vom Kopf bis hinunter in die Füße« (aus: A. LOWEN, *»Körperausdruck und Persönlichkeit. Grundlagen und Praxis der Bioenergetik«*).

Nach dieser Definition haben die meisten von uns so gut wie keine Erfahrung mit natürlicher Atmung. Bei der Anwendung von Ch'i Nei Tsang (Ch'i-Massage der inneren Organe) stelle ich beispielsweise immer wieder fest, daß viele Patienten zu Beginn der Behandlung kaum irgendwelche Bewegungen in ihrer Bauchhöhle sowie im unteren Rippen- und Rückenbereich wahrnehmen. Beobachte ich sie beim Atmen oder lege ich meine Hände auf ihren Bauch oder ihre Brust auf, ist eindeutig festzustellen, daß die Atemwelle in der Regel erst in der Brustmitte oder gar höher ansetzt und sich offenbar nur wenig nach oben Richtung Schulter- und Halsbereich fortsetzt. Manche dieser Patienten haben eine Bauchoperation hinter sich und

schirmen sich noch nach Jahren ganz offenkundig gegen die mit
dem Eingriff verknüpften Schmerzen ab. Andere wiederum
schützen sich vor schmerzlichen Emotionen, und so mancher
fühlt sich in seiner Sexualität verunsichert. Diese Menschen
haben eines gemein: Sie verschanzen sich unbewußt hinter
ihrer Atmung in dem Versuch, körperliches und seelisches
Unbehagen nicht wahrzuhaben.

ÄUSSERE UND INNERE BEWEGUNGEN DES ATEMS

Um zu erkennen, welchen Einfluß natürliches Atmen tatsächlich ausübt, muß man zwischen zwei Aspekten der Atmung
unterscheiden – zwischen der äußeren Atmung (das heißt dem
physiologischen Atemvorgang) und der inneren Atmung (dem
fast unmerklichen Atem, der unser gesamtes Sein durchströmt).
Einerlei, ob man für sich allein an seiner Atmung arbeitet oder
die Hilfe einer erfahrenen Person in Anspruch nimmt – der
Schlüssel zum natürlichen Atmen liegt darin, die innere Sensitivität zu schulen, das heißt bewußtes Spüren zu erlernen und
die verschiedenen inneren und äußeren Bewegungen des
Atmens wahrzunehmen. Dank dieser Sensitivität sind wir – insbesondere wenn sie in die unbewußten Regionen unseres Selbst
vordringt – letztendlich imstande, die auf unseren Atem einwirkenden physischen und emotionalen Kräfte zu spüren. Erst
wenn wir diese Kräfte so wahrnehmen können, wie sie sind, das
heißt, ohne sie in irgendeiner Weise zu beurteilen oder rational
zu deuten, kann sich unsere Atmung nach und nach aus ihrer
Einengung lösen und unser gesamtes Selbst erfassen.

Die äußeren Bewegungen des Atems

Aus allem, was bisher gesagt wurde, wird deutlich, daß sowohl
beim Einatmen wie auch beim Ausatmen mindestens zwei

Abbildung 21

Einatmung

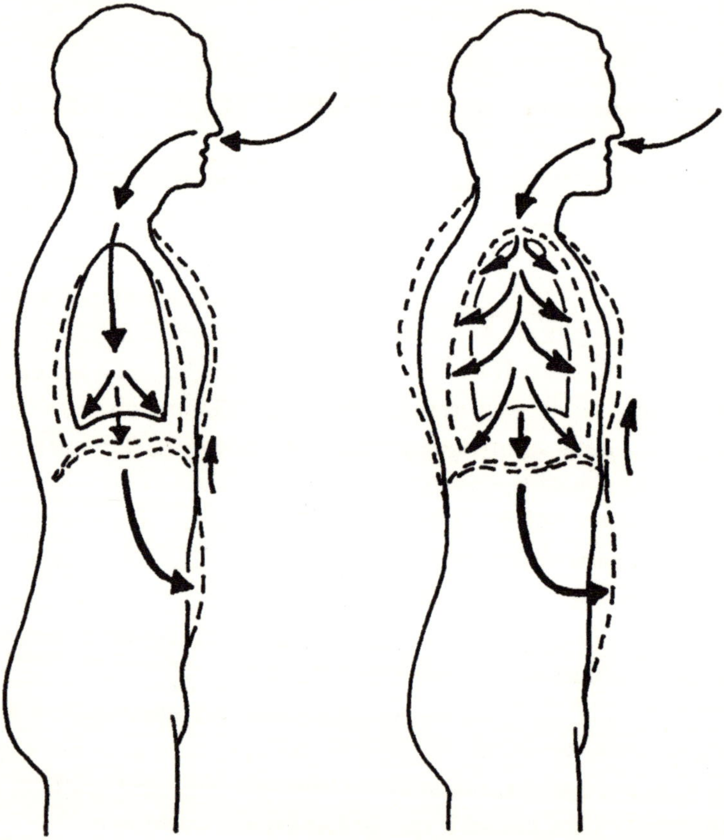

Das Zwerchfell bewegt sich nach unten; Bauch,
Brust und Lunge dehnen sich aus

Abbildung 22

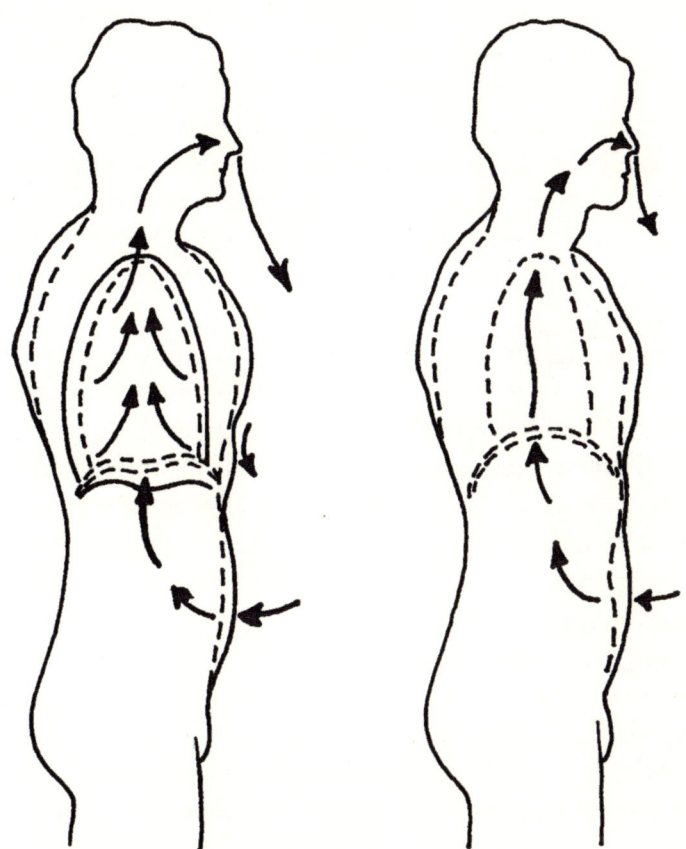

Ausatmung

**Das Zwerchfell erschlafft und bewegt sich nach oben;
Bauch, Brust und Lunge ziehen sich zusammen**

unterschiedliche Bewegungsabläufe im Atemapparat zu erkennen sind. Beim Einatmen strömt die Luft durch Nase und Luftröhre nach unten. Gleichzeitig bewegt sich auch das Zwerchfell abwärts in Richtung Bauchhöhle und schafft damit Raum für die sich aufblähenden Lungenflügel; der Bauch wiederum wölbt sich nach außen und vergrößert damit das Platzangebot für das Zwerchfell. Die erste wahrnembare Bewegung bei der natürlichen Atmung ist also die Abwärtsbewegung von Luft . und Zwerchfell. Gleichzeitig findet aber ein zweiter Bewegungsablauf statt. In den Lungenflügeln, die sich an der Basis beginnend füllen, steigt der »Luftpegel« an (ähnlich dem Flüssigkeitspegel beim Füllen eines Glases); der Brustkorb dehnt sich aus, das Brustbein bewegt sich nach oben, und damit wächst das Platzangebot in den mittleren und oberen Abschnitten der Lungeflügel (Abb. 21).

Bei der Ausatmung kann man wahrnehmen, wie sich die Luft nach oben bewegt und aus dem Körper ausströmt, während gleichzeitig das Zwerchfell erschlafft und seine kuppelförmige Muskel-Sehnen-Platte wieder hochgeschoben wird. Gleichzeitig ist zu spüren, wie sich das Brustbein wieder senkt und Brustkorb und Bauch abflachen. Der gesamte Körper entspannt sich nach unten in Richtung Erde (Abb. 22). Sowohl beim Einatmen wie auch beim Ausatmen sind also jeweils zwei simultane, aber gegenläufige Bewegungsabläufe wahrzunehmen. Durch gleichzeitiges Erspüren dieser Bewegungen von Luft und Körpergeweben entwickelt sich nach und nach die innere Bewegungsempfindung, die für das Entspannen der Körpergewebe und das Erkennen von Energieströmen im Organismus erforderlich ist.

Die inneren Bewegungen des Atems

Aus taoistischer Sicht ist die Bewegung des Ch'i (also der eigentlichen »Atemenergie«) im Organismus Dreh- und Angelpunkt der natürlichen Atmung. Die Bewegung dieser Energie ergibt sich aus der Polarität zwischen Einatmung (Yang, akitv, aufwärts) und Ausatmung (Yin, passiv, abwärts) – zwischen Füllen und Entleeren. Nach Vorstellung der Taoisten steigt das Ch'i beim Einatmen hinauf zum Kopf und verteilt sich beim Ausatmen nach unten im gesamten Körper. Überdies kann man ihrer Lehre zufolge auch bei der Einatmung die Yin-Energie der Erde – eine ungemein wirksame Heilkraft – durch die Füße in den Körper aufnehmen. Und mit der Ausatmung werden schädliche oder verbrauchte Energien über die Füße aus dem Körper hinaus in die Erde geleitet. Nach taoistischer Vorstellung gelangt auch über den Scheitelpunkt – das Energiezentrum am obersten Punkt des Kopfes – mit der Einatmungsluft die Yang-Energie des Himmels unmittelbar in unseren Körper und wird während des Ausatmens nach unten über den gesamten Organismus verteilt (Abb. 23).

DIE POLARITÄT VON HIMMEL UND ERDE

Ob wir nun an die Energien des Himmels und der Erde glauben oder nicht – eines steht fest: Die Polarität von positiv und negativ, von Yang und Yin ist es, die Elektrizität erzeugt und für die Bewegung von Energie sorgt. Wir wissen auch, daß die Erde von elektromagnetischen Feldern umgeben ist und diese Felder selbst ein Erscheinungsbild dieser elementaren Polarität sind. Ein amerikanischer Hersteller von Ionisatoren für Raumkapseln weist beispielsweise auf die Existenz eines natürlichen elektrischen Feldes zwischen Erde und Atmosphäre hin, das im offenen Raum und bei nicht verschmutzter Luft eine Feldstärke von mehreren hundert Volt pro Meter besitzt und in Relation zur Erde in der Regel positiv geladen ist. Weiterhin berichtet die Firma von Experimenten, nach deren Ergebnissen dieses Feld negative Ionen aus der oberen Atmosphäre anzieht und im Körper einen elektrischen Strom erzeugt, der lebende Organis-

Abbildung 23

So werden die Energien Yin und Yang in den Körper aufgenommen

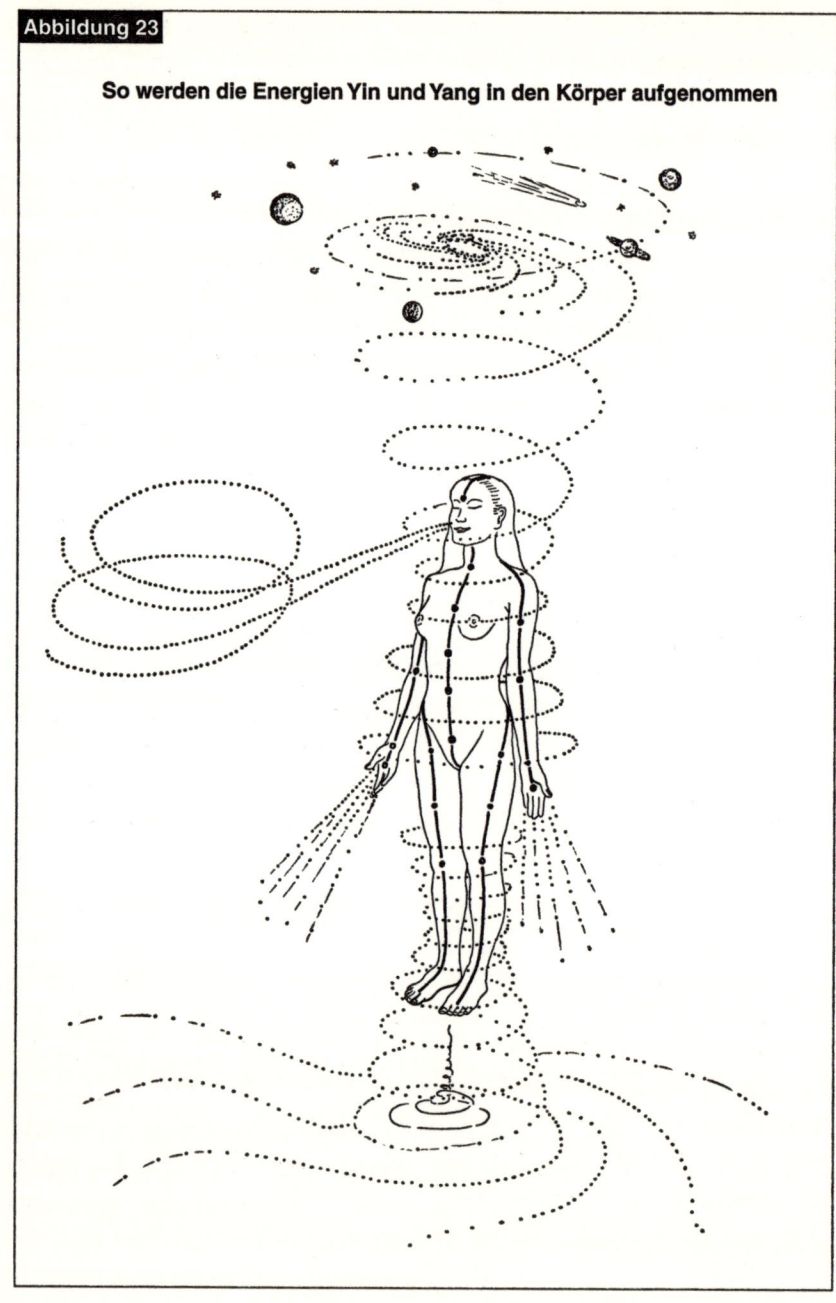

men auf wohltuende Weise stimuliert.(Siehe dazu: ANDRÉ VAN
LYSEBETH, *Die große Kraft des Atems. Richtig atmen lernen durch
Yoga.*)

Über die Polarität von Yang und Yin, von oben und unten,
von Himmel und Erde sprechen die Taoisten schon seit Jahrtausenden. Als lebende Organismen hängen wir nicht nur von der
chemischen und elektrischen Polarität innerhalb des Körpers
ab, sondern auch von der elektromagnetischen Polarität zwischen Erde und Atmosphäre. Als elektrischer Leiter innerhalb
dieses elektromagnetischen Feldes weist unser Körper eine
Spannungsdifferenz zwischen Kopf (positiv) und Füßen (negativ) auf, die um so größer wird, je aufrechter wir uns halten.
Weitere wichtige Faktoren sind unter anderem Ort, Luftreinheit
und Klima. In einem geschlossenen Raum mit verschmutzter
Luft beispielsweise ist die Spannungsdifferenz gleich Null.

Wenn wir imstande sind, durch unseren ganzen Körper hindurch zu atmen, und unsere aufrechte Haltung von Kopf bis
Fuß wahrnehmen, fügen wir uns meiner Überzeugung nach in
den natürlichen Energiestrom ein, der Himmel und Erde miteinander verbindet. Aus diesem vertikalen Strom erklärt sich
möglicherweise auch die nachhaltige Heilkraft von T'ai-chi und
Ch'i-kung, insbesondere wenn man diese Übungen – den
Empfehlungen von Tao-Meistern folgend – an frischer Luft ab-
solviert.

DIE VORZÜGE GANZHEITLICHER ATMUNG

Ganzheitliches Atmen kann uns nicht nur in harmonischen Einklang mit den Kräften von Himmel und Erde bringen, sondern
besitzt eine Reihe weiterer Vorzüge physiologischer und psychischer Natur. Diese Form der Atmung steigert die Sauerstoffaufnahme und Leistungsfähigkeit des gesamten Atemapparates, belebt die körpereigenen Zellen, Gewebe und Organe und fördert

den Abtransport von Gift- und Schadstoffen aus dem Organismus. Was die psychische Seite angeht, sorgt ganzheitliches Atmen für ausreichende Entspannung; und damit können wir beginnen, uns von innen heraus zu erfahren und unsere innere Aufmerksamkeit zu wecken, mit der wir genauere, vollständigere Eindrücke von unserem Selbst und den Funktionsabläufen in unserem Organismus gewinnen. Mit dem Vordringen unseres Atems in Bereiche unseres Selbst, die uns bisher nicht bewußt waren, ändern sich auch allmählich unsere Einstellungen und Emotionen, und damit lockert sich auch der Würgegriff unseres Selbstbildes, das bis zu diesem Augenblick unser Leben bestimmte.

ÜBUNGEN

Setzen Sie sich hin, absolvieren Sie so viele der vorangegangenen Übungen, wie Ihre Zeit erlaubt, und nehmen Sie anschließend sämtliche Empfindungen und Sinneswahrnehmungen in Ihr Bewußtsein auf. Diese Empfindungen, die Haut und Gewebe, Muskeln, Sehnen und Bänder, Organe und Knochen mit einschließen, machen sich in Form von Vibrationen wechselnder Intensität bemerkbar. Achten Sie dabei auch auf die vielen unterschiedlichen Ebenen der Vibrationen.

1. Die äußeren Bewegungen des Atems wahrnehmen

Fangen Sie jetzt an, innerhalb dieses Empfindungsbereiches den Bewegungen des Atems nachzuspüren. Nehmen Sie beim Einatmen die Abwärtsbewegung von Luft und Zwerchfell wahr und achten Sie darauf, ob sich Ihr Bauch nach außen wölbt. Wenn nicht, legen Sie die Handflächen locker auf den Nabel und spüren Sie, wie die von den Händen ausgehende Wärme allmählich Ihren Atem anzieht und den Bauch öffnet. Versuchen Sie dann beim Ausatmen die Auf- beziehungsweise Einwärtsbe-

wegung von Zwerchfell und Bauch zu fühlen und achten Sie im
weiteren Verlauf der Übung darauf, wie weit diese Bewegungsabläufe in Ihren Körper hineinreichen. Gelangt die Bewegung
beim Einatmen zum Beispiel bis hinunter zum Beckenboden
und beim Ausatmen wirklich bis in den Kopf? Versuchen Sie
nicht, irgend etwas zu »tun«, sondern nehmen Sie einfach wahr,
wie Ihr Körper zunehmend stärker von Ihrem Atem erfaßt
wird. Diese Übung machen Sie etwa zehn Minuten lang.

2. Die inneren Bewegungen des Atems wahrnehmen

Schließen Sie in die Wahrnehmung der in den Körpergeweben
stattfindenden Auf- und Abwärtsbewegungen das Strömen des
Ch'i (Atemenergie) mit ein. Achten Sie beim Einatmen darauf,
ob Sie spüren können, wie Energie in Form einer Vibration in
Ihren Kopf aufsteigt, und beim Ausatmen, wie diese Vibration
abwärts durch den gesamten Körper fließt. Lassen Sie sich Zeit.
Solchen Bewegungen mit Hilfe der inneren Aufmerksamkeit zu
folgen, ist etwas, woran wir nicht gewöhnt sind. Das Geheimnis
besteht darin, überflüssige Anspannung abflauen zu lassen und
nur auf die Empfindungen des Körpers zu hören.

3. Eine Verbindung zwischen Kopf und Füßen herstellen

Spüren Sie Ihre fest auf dem Boden stehenden Füße und entspannen Sie sie dann, so als würden sie sich über und sogar in
den Boden hinein ausdehnen. Beim Entspannen ist vielleicht
eine Vibration an der »Sprudelnden Quelle« wahrzunehmen –
dem ersten Akupunkturpunkt des Nieren-Meridians zwischen
dem mittleren und vorderen Drittel der Fußsohle (Abb. 24).
Lassen Sie diese Vibration durch den ganzen Fuß laufen und
weiter nach oben ins Bein. Massieren Sie anschließend mit
Zeige- und Mittelfingern ein bis zwei Minuten lang den Scheitelpunkt an der obersten Stelle Ihres Kopfes (Abb. 25), ruhen Sie

Abbildung 24

»Sprudelnde Quelle« – der Akupunkturpunkt 1 auf dem Nieren-Meridian

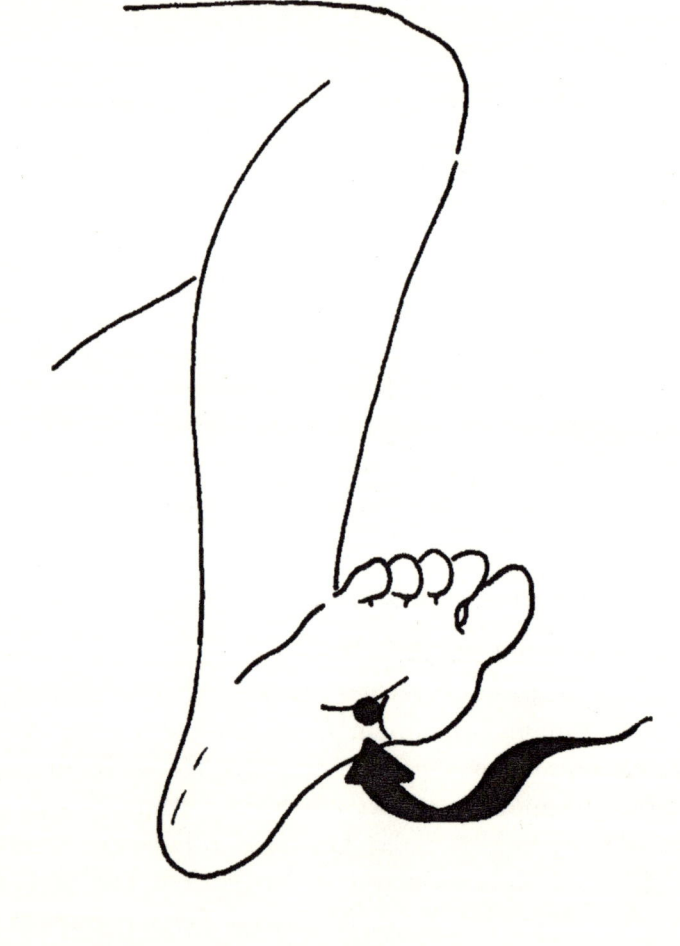

Abbildung 25

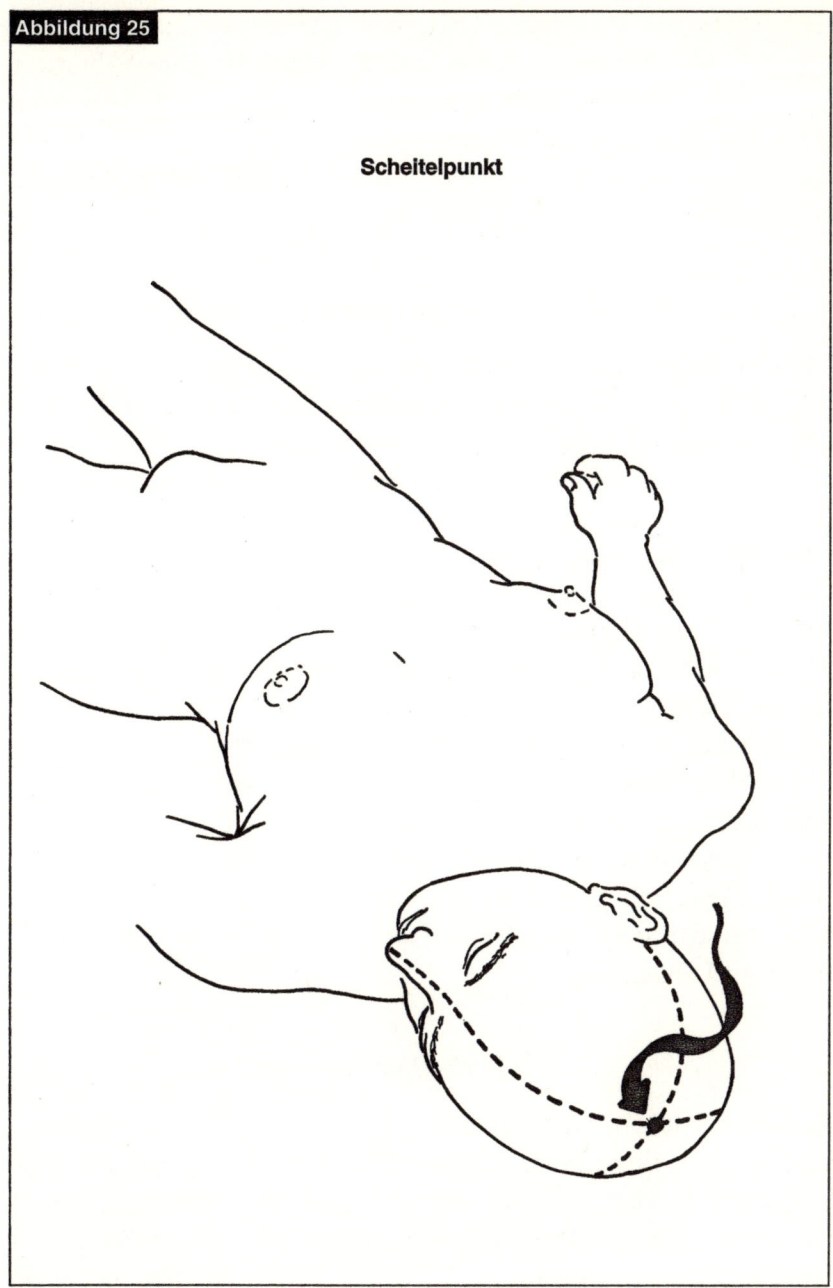

Scheitelpunkt

sich etwas aus und spüren Sie, wie sich dieser Punkt öffnet. Dieses Öffnen kann sich als kaum wahrnehmbare Vibration bemerkbar machen, als Prickeln oder eine Art Zerfließen oder auch als Taubheitsgefühl. Heften Sie Ihre Aufmerksamkeit auf alle Fälle so lange an diese Stelle, bis Sie irgendeine Empfindung wahrnehmen.

4. Spüren, wie der gesamte Körper atmet

Mit der Aufmerksamkeit auf Füße und Scheitelpunkt gerichtet, beginnen Sie nach und nach zu spüren, daß der gesamte Körper am Atemprozeß beteiligt ist. Vielleicht nehmen Sie beim Einatmen wahr, wie das belebende Gefühl in den Füßen durch alle Gewebe und Organe hindurch aufsteigt und sich mit der bis zum obersten Punkt des Kopfes strömenden Atemenergie vereint. Und beim Ausatmen können Sie spüren, wie die innere Energie Ihres Atems körperabwärts bis hinunter zu den Füßen fließt. Geschieht dies, dann sollten Sie einfach das Gefühl der in Ihrem Körper auf- und abströmenden Atemenergie genießen. Achten Sie auf Bereiche, in die Ihr Atem offenbar nicht vordringt. Für diese Übung sollten Sie mindestens zehn Minuten aufwenden und dabei nur den auf- und absteigenden Energiestrom durch den Körper wahrnehmen. Mitunter dauert es eine Weile, bis es gelingt, diesen Bewegungen zu folgen; machen Sie sich aber darüber keine Gedanken, sondern fahren Sie mit der nächsten Übung fort.

5. Die Wirbelsäule strecken

Stellen Sie sich in Grundposition hin; die Knie leicht angewinkelt und die Füße etwa schulterbreit parallel ausgerichtet. Die Schultern lockern und die Arme seitlich herabhängen lassen. Konzentrieren Sie Ihre Aufmerksamkeit auf die »Sprudelnde Quelle« an beiden Füßen und auf den Scheitelpunkt und nehmen Sie die Vibration in diesen Bereichen wahr. Lassen Sie beim Einatmen den Atem von den Füßen nach oben aufsteigen und durch den Kopf ausströmen. Dabei spüren Sie vielleicht, insbesondere während der ersten Atemzüge, wie sich Ihre Wirbelsäule streckt und Ihr Kopf nach oben gezogen wird und nicht mehr so schwer auf den Wirbeln lastet. Beim Ausatmen fließt der Atem vom Scheitelpunkt körperabwärts durch die Füße in die Erde. Achten Sie während der Ausatmung darauf, mit der Wirbelsäule in Verbindung zu bleiben und die Streckung soweit wie möglich beizubehalten. Stellen Sie sich vor, Ihr Atem würde Sie gleichzeitig nach oben ziehen und in der Erde verwurzeln (Abb. 26). Über die scheinbare Widersinnigkeit einer solchen Erfahrung sollte man gar nicht erst nachdenken, sondern die Dinge einfach geschehen lassen.

6. Himmel und Erde miteinander verbinden

Sobald es gelingt, sich dieser Bewegungen bewußt zu werden, empfiehlt sich ein Versuch mit folgender Übung: Nehmen Sie die Grundstellung ein und gehen Sie beim Einatmen langsam in den Zehenstand; gleichzeitig heben Sie die Arme vor dem Körper mit nach vorn weisenden Handflächen so an, daß sie sich gleichzeitig mit dem Erreichen der vollen Körperstreckung gestreckt über dem Kopf befinden (Abb. 27). Während des Ausatmens Arme und Füße langsam senken und in die Ausgangsstellung zurückkehren. Diese Übung so oft wie möglich wiederholen. Nehmen Sie die Auf- und Abwärtsbewegung der Energie wahr und spüren Sie, wie Ihr gesamter Körper atmet. Durch Ihren Atem werden Sie sich Ihrer aufrechten Position bewußt, und Sie können fühlen, wie sich Himmel und Erde in Ihnen selbst und außerhalb Ihres Körper miteinander verbinden. Gehen Sie einige Minuten lang auf und ab, sobald sich diese Empfindung eingestellt hat, und achten Sie darauf, wie lange sie Ihnen erhalten bleibt.

Abbildung 26

Die Wirbelsäule strecken

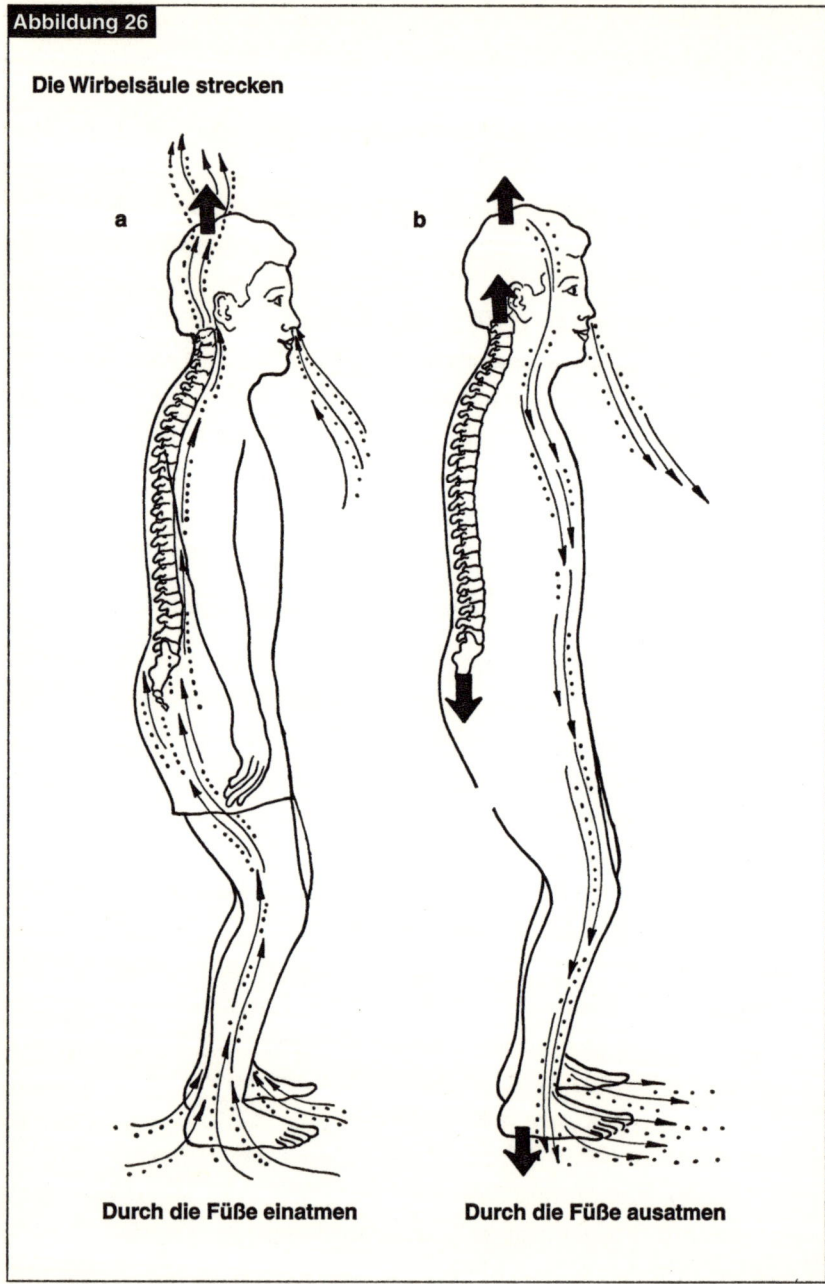

a   b

Durch die Füße einatmen   **Durch die Füße ausatmen**

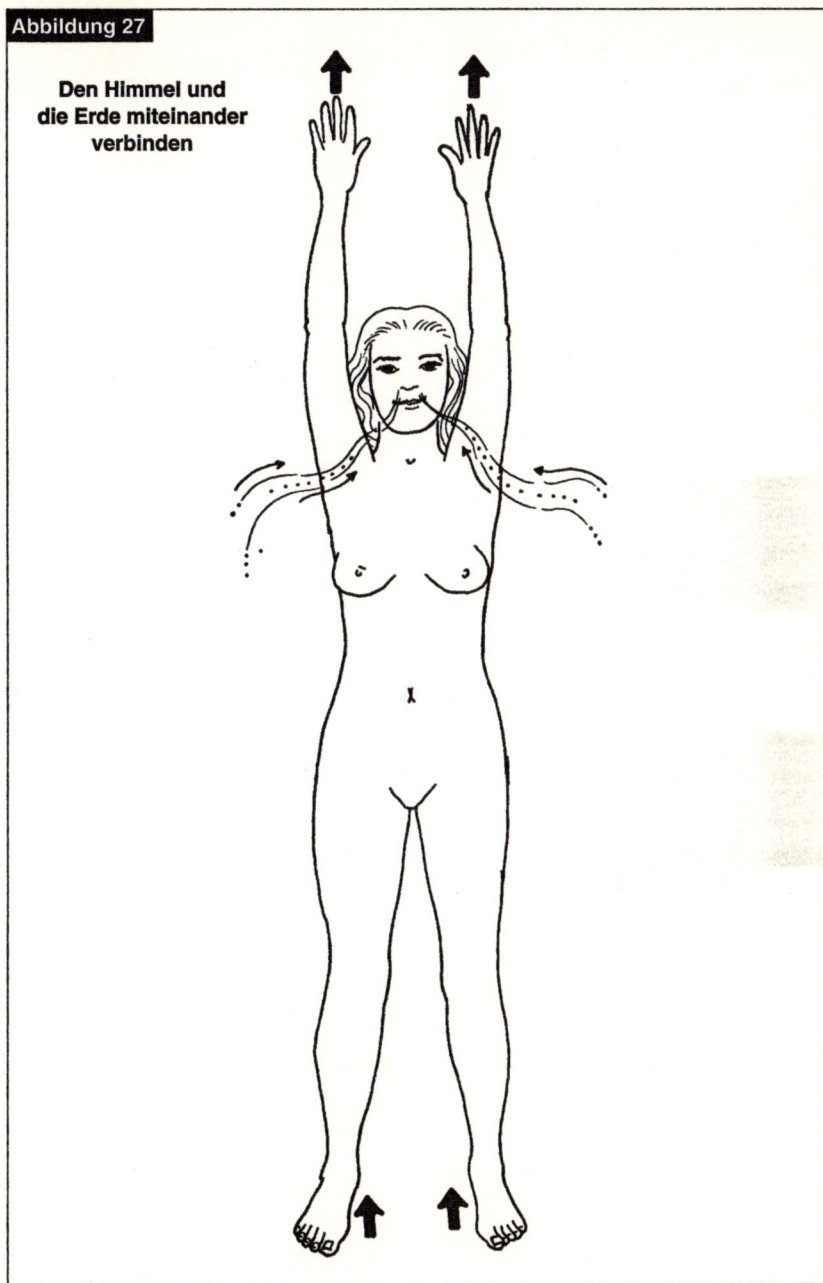

Abbildung 27

Den Himmel und die Erde miteinander verbinden

KAPITEL 5

WEITE EINATMEN

»Dreißig Speichen teilen die Nabe;
Das Loch in der Mitte macht
es [das Rad] brauchbar.
Forme Lehm zu einem Gefäß;
Der innere Raum macht es brauchbar.
Brich Türen und Fenster in ein Zimmer;
Die Öffnungen machen es brauchbar.
Man zieht Gewinn aus dem, was da ist;
Man zieht Nutzen aus dem, was nicht da ist.«
(Aus: Lao Tse, »Tao Te King«)

Die natürliche Heilkraft des Atems zu erfahren, heißt seine ihm eigene »Weite« wahrnehmen. Unser Atem kann sich nicht nur auf- und abwärts bewegen und uns dadurch helfen, uns unserer vertikalen Haltung bewußt zu werden, sondern auch in uns hereinfließen und aus uns hinausströmen und damit unsere Körperräume ausdehnen und zwischen ihnen und der sogenannten äußeren Welt eine Verbindung schaffen. Ebenso wie wir uns des äußeren Raumes bewußt sind und somit Menschen, Gegenstände und Geschehnisse der äußeren Welt in Zusammenhang bringen oder unterscheiden können, ermöglicht es uns die Wahrnehmung unserer inneren Räume, der »Kammern« von Körper und Seele, zwischen den einzelnen Funktionen und Energien unseres Organismus zu unterscheiden und sie in dynamischem Gleichgewicht zu halten. CHUANG-TZU (in den *Schriften*) bemerkt:

»Alle Dinge, die ein Bewußtsein haben, sind auf Atem angewiesen. Bekommen sie nicht ihren Teil, trifft den Himmel keine Schuld. Der Himmel öffnet seine Wege und versorgt sie unaufhörlich Tag und Nacht. Aber der Mensch verstopft die Löcher. Die Körperhöhle ist ein vielgeschossiges Gewölbe; der Geist kann Richtung Himmel wandern. Sind die Kammern nicht groß und geräumig, fangen Ehefrauen und Schwestern an zu hadern. Wandert der Geist nicht zum Himmel, machen die sieben Öffnungen der Wahrnehmung einander zunichte.«

Selbstverständlich müssen für Chuang-tzu und die Taoisten die einzelnen Kammern oder Geschosse des menschlichen Organismus — allen voran Bauch, Brust und Kopf — als »groß und geräumig« wahrgenommen werden, wenn Funktionsabläufe und Energien sich ganz und gar im Einklang befinden sollen. Ohne ein gewisses Gefühl von Geräumigkeit in unseren Organen und Geweben sind wir nicht imstande, Dimensionen und Weite in anderen Lebensbereichen wahrzunehmen. Streß und Unbehagen erwachsen nicht zuletzt aus einem Gefühl der Enge, das heißt, für Selbsterfahrung und Bewußtseinserweiterung nicht genügend Raum zu haben. Vielleicht reisen deshalb so viele Menschen besonders gern aufs Land oder ans Meer, wo der Blick über die endlose Weite von Landschaft und Himmel wandern kann und friedvolle Stille herrscht. Grenzenlosigkeit über Sehen und Hören wahrzunehmen, trägt dazu bei, die Seelenlandschaft zu erschließen, aber mit der Rückkehr zum Alltag und zu Altgewohntem geht das Gefühl von Weite und Stille sehr schnell wieder verloren.

Im tibetischen Buddhismus spielen Weite und Raum gleichfalls eine wesentliche Rolle für das Wohlbefinden. »Das Gefühl der Einengung, sei es auf persönlicher, zwischenmenschlicher oder soziologischer Ebene, führt innerhalb der modernen Gesellschaft zu Verwirrung, Konflikten, Unausgeglichenheit und

einer im allgemeinen negativen Einstellung ... Gelingt es uns
aber, im Rahmen unmittelbarer Erfahrungen eigene Perspektiven zu eröffnen und neue Dimensionen von Weite und Raum
auszumachen, schwächen sich die aus dem Gefühl des Eingeengtseins erwachsenden Ängste und Frustrationen von selbst ab;
und damit entwickelt sich unsere Fähigkeit zu einem sensiblen
und erfolgreichen Umgang mit uns selbst, mit anderen und
unserem Umfeld.« (Aus: TARTHANG TULKU, »*Raum, Zeit und Erkenntnis. Aufbruch zu neuen Dimensionen der Erfahrung von Welt und
Wirklichkeit*«.)

EMPFINDUNGSEBENEN

Die Entdeckung »neuer Dimensionen im Rahmen unmittelbarer Erfahrungen« bildet das Fundament für Gesundheit und
inneres Wachstum. Inbegriff der unmittelbaren Erfahrung ist die
Wahrnehmung des eigenen Körpers – ein idealer Ausgangspunkt also, um Neues zu entdecken. Körperwahrnehmung kann
sich auf zahlreichen unterschiedlichen Ebenen abspielen, und
gerade dieses vielschichtige, mehr oder minder stark ausgeprägte
Erspüren der Abläufe im Organismus vermittelt eine Ahnung
von innerer Weite und Geräumigkeit. Zu den Empfindungs-
ebenen zählen unter anderem die an der Oberfläche liegende
Schmerzwahrnehmung, das robuste Gefühl von Gewicht und
Körperform und das feine Empfinden von Temperatur, Bewegung und Berührung; hinzu kommen das Prickeln des Haut-
mantels, das Bewußtwerden des lebendigen Gefüges aus Muskeln, Sehnen, Bändern und Knochen, Organen und Körperflüssigkeiten und nicht zuletzt die Wahrnehmung der von den
lebenswichtigen, körpereigenen Energiezentren und -leitbah-
nen ausgehenden Vibrationen.
   Doch es gibt eine weitere, uns allen in die Wiege gelegte
Empfindungsebene – die aus dem innersten Sein erwachsende,

allumfassende Wahrnehmung von Aufgeschlossenheit. Während sich unser Wahrnehmungsvermögen entwickelt und sich im Erfahren unseres Selbst Vibrationen zunehmend stärker bemerkbar machen, kommen wir mit dem Gefühl der Lebenskraft unmittelbar in Berührung – ehe dann dieses Empfinden durch die unerbittlichen geistigen, emotionalen und physischen Zwänge der Gesellschaft, in der wir leben, und – was noch schwerer wiegt – durch unser eigenes Selbstbild geknebelt wird. Lernen wir erst einmal, dieses unmittelbare Lebensgefühl in unsere Selbsterfahrung einfließen zu lassen, gewinnen wir innerlich an Weite und Raum, in dem sich die durch unser Selbstbild bedingte Einengung allmählich auflösen kann. Das körperliche Erfahren dieser so unentbehrlichen inneren Weite schließt die Polaritäten und Widersprüchlichkeiten des Lebens ein, die vielfältigen Manifestationen von Yin und Yang, und macht es uns möglich, diese Dinge allesamt ohne Rückwirkungen in unser Sein mit einzubeziehen. Dieses bewußte Akzeptieren all dessen, was wir sind, befreit Körper, Geist und Seele gleichermaßen und weckt ein neues Gefühl von Vitalität und Ganzheit.

DIE DREI ATEMRÄUME

Um dieses bewußte Akzeptieren auch wirklich zu erfahren, müssen wir die einzelnen Kammern unseres Seins öffnen und sie wieder so »groß und geräumig« werden lassen wie sie ursprünglich waren. Der unmittelbare Weg dazu besteht darin, die Weite unseres Atems zu erspüren und sie ganz bewußt in unser Inneres zu lenken – in unsere »drei Atemräume«, wie ILSE MIDDENDORF sie nennt. Diese drei Atemräume sind der untere Raum vom Nabel an abwärts, der mittlere Raum zwischen Nabel und Zwerchfell und der obere Atemraum, der vom Zwerchfell bis in den Kopf hinein reicht (Abb. 28). In diese

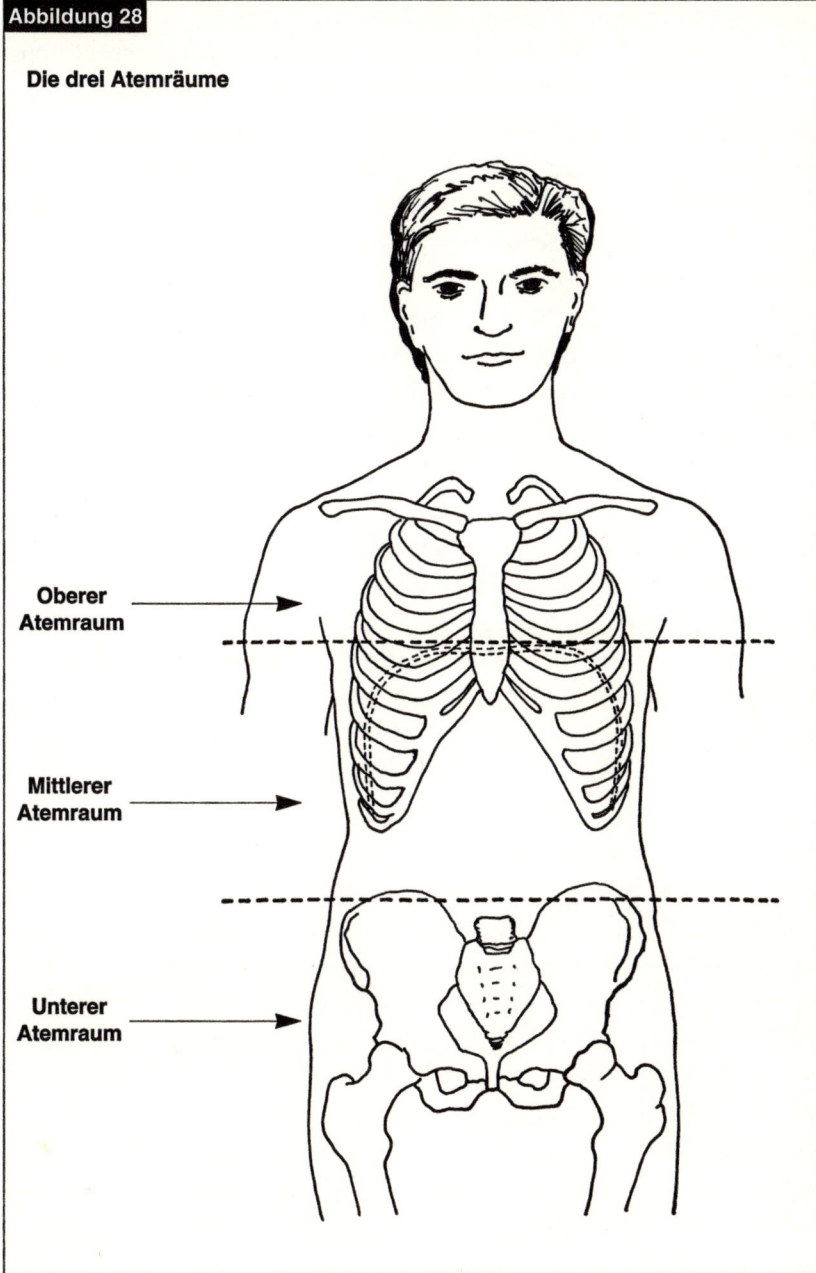

Abbildung 28

Die drei Atemräume

Oberer Atemraum

Mittlerer Atemraum

Unterer Atemraum

Atemräume hineinzuatmen und sie zu erfahren heißt, sich auf neue Art und Weise dem eigenen Selbst gegenüber zu öffnen. Wer lernt, innerhalb der einzelnen Atemräume überflüssige Verspannungen in den Geweben zu lösen, findet zu dynamischer Entspannung – dem idealen Gleichgewicht zwischen Spannung und Entspannung. Aus einer solchen Atemarbeit kann eine Fülle bedeutsamer Veränderungen für Selbstwahrnehmung und Gesundheit erwachsen.

Anatomisch betrachtet decken sich die drei Atemräume fast genau mit dem »dreiteiligen Erwärmer« in der chinesischen Medizin. Als elementares Körpersystem besitzt der dreiteilige Erwärmer zwar Namen und Funktion, aber keine eigentliche Form. Er besteht aus einem oberen, einem mittleren und einem unteren Energieraum, und jeder dieser Räume beherbergt verschiedene Organe. In der chinesischen Medizin ist der dreiteilige Erwärmer für Integration, Zusammenspiel und Regulation der physiologischen Vorgänge und Stoffwechselprozesse im Bereich der Primärorgane verantwortlich. Überdies ist er an der Bewegung des Ch'i durch den Körper beteiligt und zuständig für die Kommunikation der einzelnen Körperorgane untereinander. Nach meiner persönlichen Erfahrung wirkt sich das Hineinatmen in jeden einzelnen Atemraum und das Erspüren der Weite, die mit dem Atem in diese Räume und die darin befindlichen Organe gelangt, spürbar ausgleichend auf die physischen und psychischen Kräfte aus. Atemübungen dieser Art vor dem Zubettgehen beruhigen mich und verhelfen mir zu besserem Schlaf; tagsüber vermitteln sie mir ein Gefühl wohltuender Vitalität.

Die intensive Beschäftigung mit den Atemräumen des Körpers bringt ungemein viel. Über die Ergebnisse ihrer Arbeit mit den verschiedenen Atemräumen des Körpers berichtet ILSE MIDDENDORF in ihrem Buch »Der erfahrbare Atem. Eine Atemlehre«: »Durch Üben und Arbeiten mit dem Atem schaffen und erfahren wir fortwährend neue Atemräume. Dies versetzt den Körper in die Lage, sich von Schwerfälligkeit und dem Mangel an Lebendigkeit zu befreien; durch die fortwährende Bewegung des Atems fühlt er sich unbeschwert und aufs neue gestärkt. Solcherart dynamisches Atmen kann sich auf jede Form von Lebensgefühl ungemein förderlich auswirken. Und seine Heilkraft macht sich bei Beschwerden, Erschöpfungszuständen und Depressionen positiv bemerkbar. Die Fähigkeit, richtig zu atmen, beugt dem Auftreten von derlei Erscheinungen vor.«

Egal, welche theoretischen Abhandlungen uns tiefere Einsichten in unsere Atemarbeit vermitteln – mit jedem Atemzug nehmen wir nicht nur lebenswichtige Nährstoffe und Energien in uns auf, sondern auch die endlose Weite des Alls. Dieses in uns einströmende Gefühl der Weite kann uns dabei helfen, uns den tieferen Ebenen unseres Seins und unseren inneren Heilkräften zu öffnen. Dennoch – Weite in den Körper einzuatmen ist weit mühsamer zu erlernen, als es auf den ersten Blick aussieht. Aus eingefahrenen, konditionierten Verhaltensmustern und Unkenntnis erwachsen nämlich nicht nur ungesunde Atemgewohnheiten, sondern auch – und dies wiegt vielleicht noch schwerer – ein Mangel an Bewegungsempfindung und Gespür dafür, wie der eigene Organismus die Atmung behindert oder unterstützt. Ohne diese innere Wahrnehmung führt jeder Versuch, den Organismus an eine neue Art der Atmung zu gewöhnen – sei es Yoga, die taoistische Lehre oder eine andere Variante –, nur zu Verunsicherung und möglicherweise weiteren Problemen.

PSYCHISCHE HEMMNISSE BEIM NATÜRLICHEN ATMEN

Nehmen wir unseren Organismus erst einmal wahr, werden wir uns nach und nach der geistigen und seelischen Kräfte bewußt, die auf die Atmung, das heißt auf den individuellen Atemrhythmus einwirken. Im Rahmen intensiver Atemarbeit ist dieser Aspekt von ausschlaggebender Bedeutung, weil er die psychischen Hemmnisse aufzeigt, die einer natürlichen Atmung im Wege stehen.

Die Unfähigkeit, vollständig auszuatmen

Nach Meinung von MAGDA PROSKAUER, Fachärztin für Psychiatrie und Wegbereiterin auf dem Gebiet der Atemtherapie, besteht eines der Haupthindernisse »beim Aufspüren des individuellen Atemmusters« in der Unfähigkeit vieler Menschen, vollständig auszuatmen. Während das Einatmen ein gewisses Maß an Spannung erfordert, muß man beim Ausatmen diese Spannung wieder lösen. Voll einzuatmen, ohne vollständig auszuatmen, ist unmöglich. Aus diesem Grunde muß man herausfinden, was einer vollständigen Ausatmung im Wege steht. Für viele Menschen besteht dieses Hemmnis in den Dingen des Lebens, die längst überflüssig geworden sind. Magda Proskauer bemerkt in einem Artikel in CHARLES GARFIELDS Buch *»Rediscovery of the Body: A Psychosomatic View of Life and Death«* (Wiederentdeckung des Körpers): »Unser Unvermögen, natürlich auszuatmen, verläuft offenbar parallel zu jener psychischen Verfassung, in der Geist und Seele mit überholten Vorstellungen und längst abgenutzten Ideen vollgestopft sind, die ebenso abgestanden und verbraucht sind wie die Luft in der Lunge.« Um vollständig ausatmen zu können, müssen wir ihren Aussagen zufolge lernen, »die Bürde des auf unseren Schultern lastenden Kreuzes« loszulassen. Von überflüssigem Ballast befreit, können sich Schultern und Rippen lockern und in ihre natürliche Position absenken, anstatt sich zu verkrampfen und nach oben zu ziehen. Die volle Ausatmung stellt sich dann ganz von selbst ein.

Die Unfähigkeit, voll einzuatmen

Wer nicht imstande ist, unter normalen Bedingungen vollständig auszuatmen, kann naturgemäß ebensowenig voll einatmen.

Bei voller Einatmung, die sich vom unteren Atemraum aus durch die übrigen Räume nach oben fortsetzt, müssen sich Bauch, Lendenwirbelbereich und Brustkorb ausdehnen. Auf diese Weise kann sich – wie in den vorangegangenen Kapiteln bereits erläutert – das Zwerchfell, das am unteren Brustkorbrand befestigt und im Lendenwirbelbereich an der Wirbelsäule verankert ist, zusammenziehen und weiter nach unten absenken. Zu diesem Zweck dürfen die am Atemvorgang beteiligten Muskeln und Organe nicht verspannt sein und müssen sich in dynamischem Gleichgewicht befinden. Doch dieses Ausdehnen ist keineswegs nur eine physische Erscheinung, sondern auch ein psychologisches Phänomen, und hängt nicht zuletzt vom Wunsch und von der Fähigkeit ab, sich ganz und gar auf das Leben einzulassen und neue Eindrücke vom eigenen Selbst und der Welt in sich aufzunehmen.[8]

Die Unfähigkeit, Unbekanntes anzunehmen

Volles Aus- und Einatmen ist also vor allem dann möglich, wenn man sich innerlich frei genug fühlt, Bekanntes loszulassen und Unbekanntes bereitwillig anzunehmen. Beim vollständigen Ausatmen leeren wir uns gleichsam aus und befreien uns nicht nur von Kohlendioxid, sondern auch von überflüssiger Anspannung, abgenutzten Vorstellungen und Empfindungen. Und voll einatmen heißt, sich zu erneuern; wir nehmen frischen Sauerstoff auf, aber auch neue Eindrücke von allen Dingen und Geschehnissen in uns selbst und unserem Umfeld. Beide Atembewegungen sind auf den »unbewohnten, leerstehenden Raum« im Zentrum unseres Seins angewiesen. Das Gefühl für diesen inneren Raum (und die Stille), das sich mitunter in der natürlichen Pause zwischen Aus- und Einatmen bemerkbar macht, weist uns den Weg ins Unbekannte. Die Wahrnehmung dieses Raumes kann belebend wirken und das Gefühl von Ganzheit vermitteln.

ÜBUNGEN

Stellen oder setzen Sie sich ruhig hin, lassen Sie die Augen offen
und nehmen Sie das Ein- und Ausströmen Ihres Atems wahr.
Stellen Sie eine Verbindung mit den drei Tan-t'ien unterhalb des
Nabels, im Sonnengeflecht und zwischen den Augenbrauen her
und erspüren Sie die unterschiedlichen Vibrationen in diesen
Regionen. Folgen Sie Ihrem äußeren und inneren Atem, den
Auf- und Abwärtsbewegungen von Energie und Organen und
verdeutlichen Sie sich die Bereiche, die offenbar verspannt oder
dem Atem gegenüber verschlossen sind. Für diesen Teil der
Übung wenden Sie mindestens zehn Minuten auf.

1. Die Atemräume öffnen

Atmen Sie aus und drücken Sie währenddessen mit zwei oder
drei Fingern zwischen Schambein und Nabel sachte auf den
Unterbauch; während des Einatmens den Druck nach und
nach lösen. Spüren Sie, wie Ihr Unterbauch auf diesen Druck
reagiert, und wiederholen Sie diese Sequenz mehrmals. Anschließend die Hand auf den Nabel legen und dasselbe tun –
also beim Ausatmen Druck ausüben und ihn während der Einatmung nach und nach wegnehmen. Achten Sie darauf, wie Ihr
unterer Atemraum anfängt, sich zu öffnen.

Legen Sie nun die Hände beiderseits des Brustkorbes auf den
unteren Rippenbereich und drücken Sie die Rippen beim Ausatmen sachte nach innen. Nehmen Sie beim Einatmen den
Druck langsam weg und spüren Sie, wie sich die Rippen wieder
ausdehnen. Hilfreich ist es, sich dabei zu vergegenwärtigen, daß
die unteren Rippen, die man auch als »falsche oder kurze« Rippen bezeichnet, nicht am Brustbein verankert sind und sich
deshalb ziemlich weit ausdehnen können. Dank dieser Beweglichkeit entsteht zusätzlich Platz, und damit können sich die
Lungenflügel an ihrer breitesten Stelle stärker aufblähen.

Üben sie nun beim Ausatmen leichten Druck auf das Sonnengeflecht aus und beobachten Sie wiederum mehrere Minuten
lang, wie Ihr Oberbauch beginnt, sich zu entspannen und zu
öffnen. Anschließend drücken Sie dann während der Ausatmung
sachte gegen die Brustbeinbasis. Machen Sie je Übungsphase
mehrere Atemzüge und arbeiten Sie sich nach und nach bis
zur Brustbeinoberkante hinauf. Wenn Sie sich genügend Zeit
lassen und sachte vorgehen, werden Sie feststellen, daß Ihre
Atemräume allmählich geschmeidiger und geräumiger werden.
Versuchen Sie es nun mit dieser Übung in allen Bereichen
von Bauch, Brustkorb (auf und zwischen den Rippen), Schultern und so weiter, die Ihnen stark verspannt oder eingeengt
vorkommen. Nehmen Sie sich ausreichend Zeit; tägliches, 15-
bis 20minütiges Üben über einen Zeitraum von einer Woche
oder länger bringt mehr als der Versuch, alles auf einmal zu
erreichen.

2. Ein einfacher Weg zum Öffnen der Atemräume

Zum Öffnen der drei Atemräume kann man auch eine andere,
einfache Methode ausprobieren. Bei dieser Technik, die ich vor
mehreren Jahren von ILSE MIDDENDORF lernte, drückt man die
Kuppen bestimmter Finger der einen Hand gegen die Fingerkuppen der anderen Hand. Pressen Sie zum Öffnen des unteren
Atemraumes die Kuppen von kleinem und Ringfinger kräftig,
aber nicht gewaltsam gegeneinander. Für den mittleren Atemraum drücken Sie die Kuppen der Mittelfinger und für den
oberen Raum jene von Daumen und Zeigefinger gegeneinander. Zum gleichzeitigen Öffnen aller Atemräume macht man
diese Übung mit den Kuppen sämtlicher Finger (Abb. 29). Bei
den ersten Versuchen sollte man die Fingerkuppen maximal acht
Atemzüge lang gegeneinanderdrücken.

Abbildung 29

Die drei Atemräume öffnen

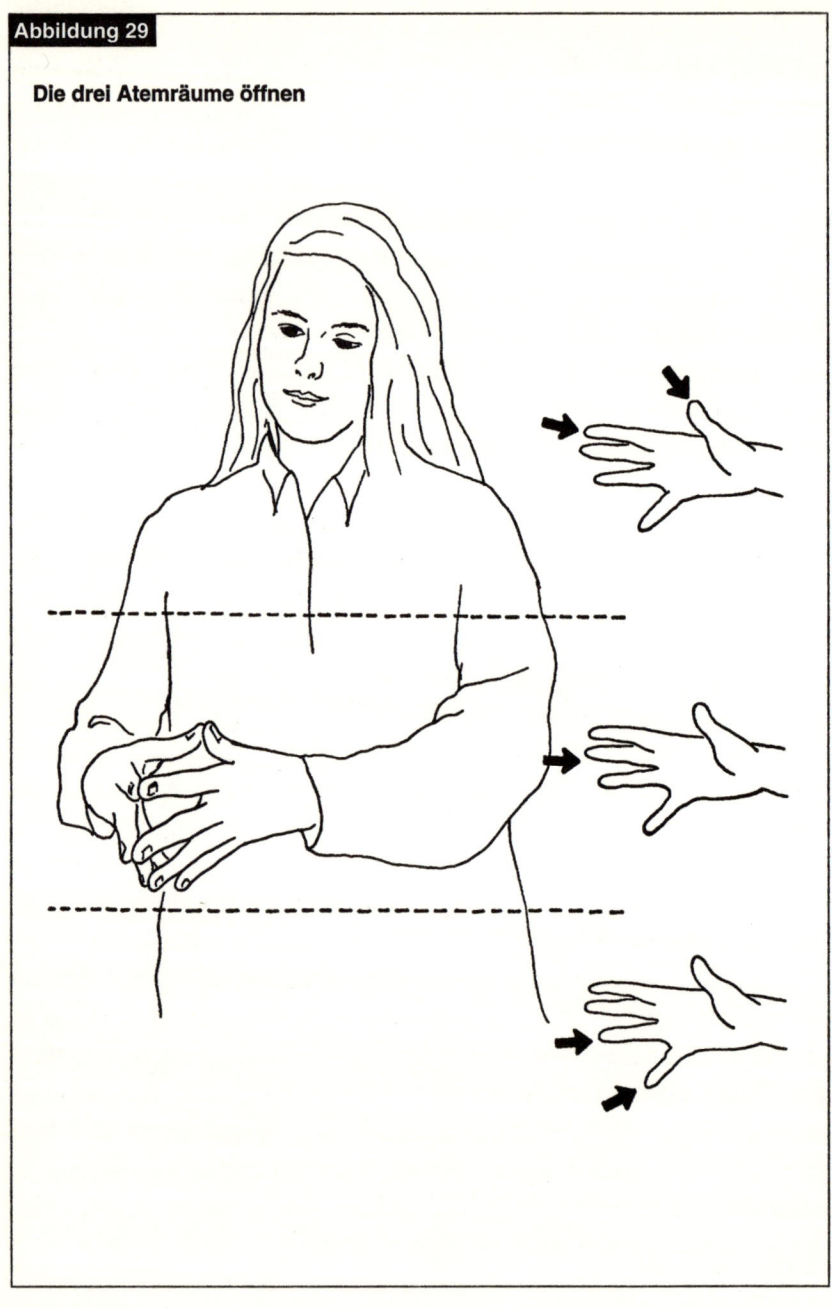

3. Die Bewegung von Weite und Raum

Stellt sich das Gefühl ein, ein weiterer Bereich Ihres Selbst sei nun an der Atmung beteiligt, lenken Sie Ihre Aufmerksamkeit während der Einatmung vor allem auf die Bewegung des Luftstromes durch Ihre Nase. Machen Sie mehrere lange, langsame Atemzüge und spüren Sie, wie mit dem Luftstrom Leere und Weite durch die Luftröhre in die Lunge gelangen. Hören Sie an diesem Punkt aber nicht mit dem Einatmen auf, sondern lassen Sie dieses Gefühl der Weite körperabwärts durch alle Gewebe und Organe des Bauchraumes bis hinein in den unteren Atemraum strömen. Lassen Sie zu, daß sich in dieser Weite Spannungen lösen, und nehmen Sie im Bereich unterhalb Ihres Nabels verbrauchte Energien in sich auf. Atmen Sie langsam aus und lassen Sie diese Spannungen und Energien ganz bewußt mit Ihrem Atem aus dem Körper ausströmen. Üben Sie anschließend auf dieselbe Weise mit dem mittleren (vom Nabel bis zum Zwerchfell reichenden) und dem oberen Atemraum (vom Zwerchfell bis zum Schädeldach) und erspüren Sie die Gewebe und Organe innerhalb dieser Räume. Beenden Sie die Übung mit der bewußten Wahrnehmung von Weite und Raum und folgen Sie einfach Ihrer Atmung.

4. Das Atmen der Wirbelsäule spüren

Nachdem Sie sich nun der drei großen Atemräume bis zu einem gewissen Grad unmittelbar bewußt sind, insbesondere im Bereich der Körpervorderseite, folgt nun die Arbeit mit dem inneren Raum der Wirbelsäule; sie ist Dreh- und Angelpunkt unseres Körpers und verbindet die drei Atemräume im Rückenbereich miteinander. Genau gesagt geht es darum, den Rhythmus der im Wirbelkanal pulsierenden zerebrospinalen Flüssigkeit (Gehirn-Rückenmarks-Flüssigkeit) zu erspüren, die vom Gehirn hinab zum Kreuzbein strömt. Diese klare, farblose, im

Gehirn produzierte Flüssigkeit versorgt Gehirn und Wirbelsäule mit Nährstoffen, übernimmt den Abtransport von Stoffwechselabfallprodukten und dient zudem als Stoßdämpfer. Der Druck der zerebrospinalen Flüssigkeit beeinflußt die Nervenfunktion sowie die Aufnahmebereitschaft der Sinnesorgane und des Gehirns für neue Eindrücke.

Legen Sie sich auf den Rücken; die Beine sind gestreckt, und die Arme ruhen seitlich neben dem Körper. Spüren Sie das Ausdehnen und Zusammenziehen Ihres durch die drei Atemräume strömenden Atems und versuchen Sie, Ihren Herzschlag in die Wahrnehmung mit einzubeziehen. Legen Sie dann nach mehreren Minuten die Finger an die Schläfen und erspüren Sie das Pulsieren Ihres Herzschlages. Stellen Sie sich vor, wie sich Ihr Kopf beim Einatmen ausdehnt und beim Ausatmen zusammenzieht. Und vielleicht beginnen Sie zu spüren, wie sich Ihr gesamter Körper an dem fortwährenden Rhythmus von Ausdehnen und Zusammenziehen beteiligt.

Üben Sie zwei bis drei Minuten lang, halten Sie dann nach dem Einatmen den Atem an und versuchen Sie festzustellen, ob Sie in Ihrem Inneren ein vom Kopf- und Wirbelsäulenbereich ausgehendes Ausdehnen und Zusammenziehen wahrnehmen können. Halten Sie den Atem aber nicht länger an, als Ihnen guttut. Wiederholen Sie das Atemanhalten nach mehreren spontanen Atemzügen und berühren Sie mit der Zungenspitze die Mitte Ihres Gaumens. Was es mit dieser Berührung auf sich hat, wird noch näher erläutert, und zwar im Zusammenhang mit dem mikrokosmischen Energiekreislauf. Für den Augenblick genügt der Versuch, das Ausdehnen und Zusammenziehen Ihres Gaumens im Rhythmus von Kopf und Wirbelsäule wahrzunehmen. Ist dies der Fall, dann ist das, was Sie spüren, das Pulsieren Ihrer Gehirn-Rückenmarks-Flüssigkeit. Ein Zyklus von Ausdehnung und Zusammenziehung kann fünf bis acht Sekunden dauern.

5. Wirbelsäule und Atemräume gleichzeitig spüren

Schließen Sie, ohne dabei den Kontakt zur »Atmung« der Wirbelsäule zu verlieren, die drei Atemräume in Ihre Selbstwahrnehmung mit ein. Erspüren Sie also das Pulsieren Ihrer Wirbelsäule und nehmen Sie gleichzeitig die sich leerenden und
füllenden drei Atemräume wahr. Beim Ausatmen ziehen sich die
Räume von oben nach unten zusammen, und beim Einatmen
dehnen sie sich von unten nach oben aus. *Forcieren Sie nichts,*
sondern erfahren Sie einfach natürliches Atmen – einen Vorgang, an dem die verschiedenen Körperräume allesamt beteiligt
sind. Fühlen Sie, wie die Räume mit jedem Atemzug »groß
und geräumig« werden, lassen Sie Ihr Bewußtsein in diese
Räume vordringen und genießen Sie das Wohlgefühl dieses
natürlichen Prozesses von Ausdehnen und Zusammenziehen.
Richten Sie sich nach einigen Minuten auf, bleiben Sie mit
gekreuzten Beinen auf dem Boden sitzen oder setzen Sie sich
auf einen Stuhl. Fahren Sie mit dem Einatmen von Weite noch
ein Weilchen lang fort und achten Sie darauf, ob sich durch die
neue Körperhaltung irgendwelche Veränderungen bemerkbar
machen.

6. Innehalten

Folgen Sie einfach Ihrer Atmung und nehmen Sie dabei die beiden jeweils nach dem Ein- und Ausatmen einsetzenden Unter-
brechungen im Atemzyklus wahr. Die großen mystischen
Heilslehren bezeichnen dieses Innehalten zwischen Ein- und
Ausatmung als zeitlosen Augenblick – als unendlichen Raum –
zwischen Yin und Yang, zwischen Nicht-Tun und Tun, in dem
wir über unser Selbstbild hinausgehend unsere eigene unverfälschte Natur erfahren können. Versuchen Sie, ob Sie dieses
Innehalten zumindest als einen Zugang zu Ihrem Selbst wahrnehmen können – zu der heilsamen Weite Ihrer zuinnerst ver-

borgenen Selbstwahrnehmung. Forcieren Sie nichts, sondern beobachten Sie nur und nehmen Sie wahr. Für diese Übung wenden Sie mindestens zehn Minuten auf.

7. Weite einatmen unter Streß

Das Gefühl der Weite in ruhiger, gelöster Verfassung wahrzunehmen, ist relativ einfach. Und deshalb ist es, insbesondere zu Beginn, ungemein wichtig, diese Atemübungen in einer solchen Atmosphäre zu absolvieren. Mit der Zeit aber möchten Sie vielleicht damit anfangen, auch im streßerfüllten Alltagsleben Weite einzuatmen, insbesondere im Bereich rund um den Nabel. In dieser Region werden – entsprechendes Üben vorausgesetzt – Wohlbefinden und Gesundheit besonders nachhaltig beeinflußt, und man gewinnt wichtige neue Einblicke in sein eigenes Wesen. Überdies kann man hier auf eine tief im Inneren verwurzelte, von den unwillkürlichen Reaktionen des sympathischen Nervensystems »losgelöste« Selbstbewußtheit entdecken – eine allumfassende Wahrnehmung des eigenen Selbst, die überflüssige Spannungen löst und für ausreichend Entspannung sorgt, um den Anforderungen des Augenblicks gerecht zu werden.

Als Vorbereitung für die Atemarbeit unter Streß empfiehlt sich folgende Übung: Stellen Sie sich aufrecht hin; das Gewicht gleichmäßig auf beide Füße verteilt und die Knie leicht angewinkelt. Nehmen Sie sich so, wie Sie da stehen und atmen, in Ihrer Ganzheit wahr und lassen Sie dieses Bewußtsein mit jedem Atemzug tiefer in sich einströmen. Verlagern Sie nun Ihr Gewicht auf den rechten Fuß, ohne dabei das allumfassende Selbstgefühl verschwinden zu lassen. Ziehen Sie dann den linken Fuß an der Innenseite des rechten Beines entlang hinauf Richtung Leiste und schieben Sie unter Zuhilfenahme der Hände die Ferse in den Leistenbereich; die Zehen sollten, wenn möglich, nach oben weisen. Nun die Arme mit nach oben wei-

senden Handflächen seitlich nach oben strecken und die Handflächen über dem Kopf aneinanderlegen (Abb. 30). Fällt Ihnen
diese Körperhaltung zu leicht und kostet sie Sie keine Anstrengung, könnten Sie die Augen schließen und versuchen, auf
einem Bein stehend die Arme auf und ab zu bewegen. Sind Sie
aus irgendeinem Grunde nicht imstande, auf einem Bein zu stehen oder die Arme über den Kopf zu strecken, dann variieren
Sie die Stellung mit etwas Erfindungsgeist, bis Sie Ihnen etwas
Mühe abverlangt.

Entspannen Sie in dieser Körperhaltung Brust und Bauch und
fangen Sie an, in Ihren Unterbauch hineinzuatmen. Spüren Sie
beim Einatmen, wie die Weite nach und nach den Bauchraum
füllt und wie beim Ausatmen Verspannungen aus Ihrem Körper
ausströmen. Atmen Sie in dieser Weise zwei bis drei Minuten
lang, berühren Sie dann mit der Zungenspitze Ihren Gaumen
und stellen Sie fest, ob Sie auch das Pulsieren der Gehirn-
Rückenmarks-Flüssigkeit wahrnehmen. Abschließend die Arme
langsam und mit nach unten weisenden Handflächen seitlich
absenken, den linken Fuß auf den Boden setzen und in die Ausgangsstellung zurückkehren. Spüren Sie Ihren gesamten Körper
atmen und versuchen Sie herauszufinden, ob sich irgendein
Unterschied zwischen der rechten und der linken Körperhälfte
bemerkbar macht. Anschließend das Standbein wechseln und
die Übung wiederholen.

Da sie relativ schwierig ist, eignet sich diese Übung hervorra-
gend zur Vorbereitung auf das Einatmen von Weite unter
Anspannung und Stress. Das Geheimnis liegt darin, zu lernen,
trotz mühsamer Körperhaltung zu entspannen. Bleiben Bauch
und Brust verspannt, konzentrieren Sie sich in Ihrer Aufmerksamkeit einfach auf die Entspannung von Gesicht, Ohren und
Zunge. Durch das Selbstbild hervorgerufene Verspannungen
spiegeln sich am unmittelbarsten im Gesicht wider. Lernen Sie
also zunächst, Ihr Gesicht und erst dann Ihren restlichen Körper
zu entspannen. Versuchen Sie, direkt in Ihr Gesicht hineinzuat-

Abbildung 30

Weite einatmen unter Streß

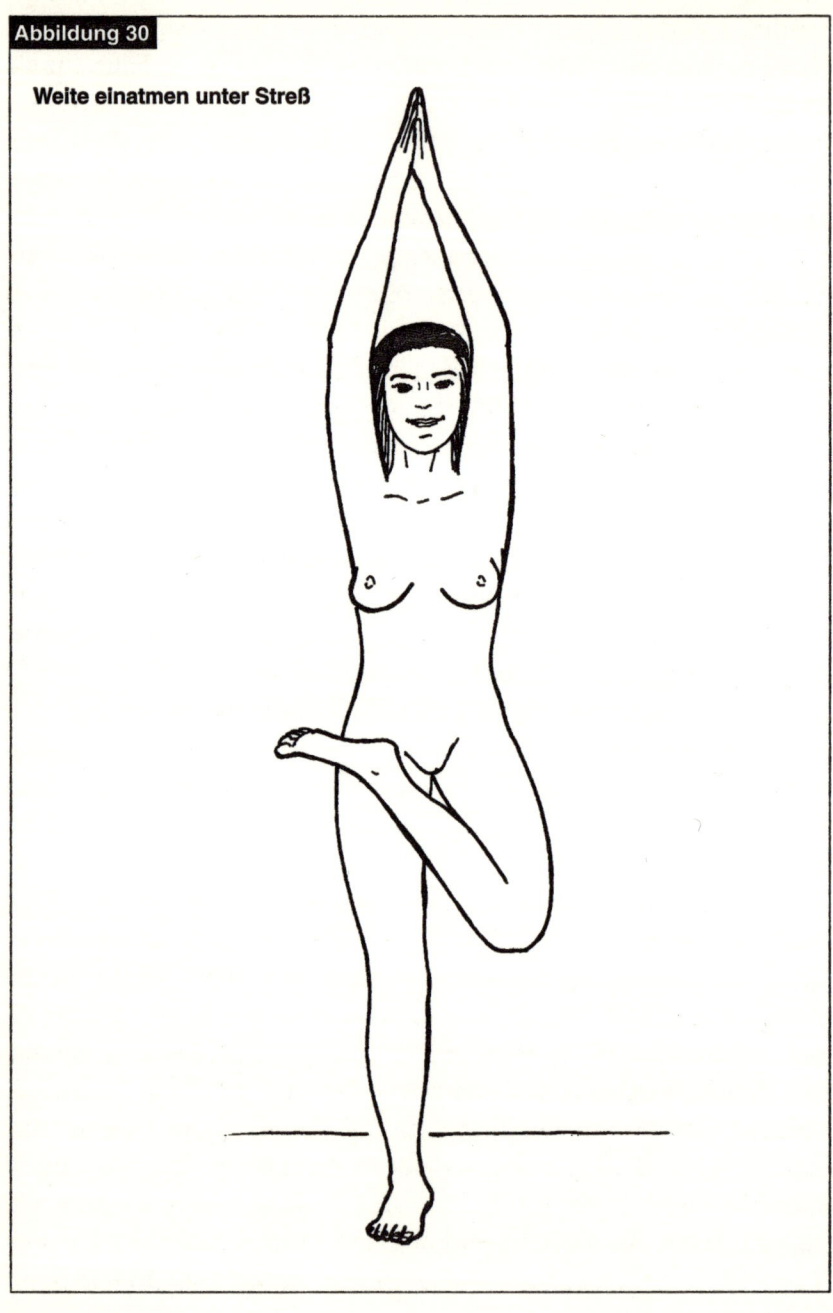

men, insbesondere im Bereich des oberen Tan-t'ien. Lassen Sie in Nase, Augen, Ohren und so weiter Weite einströmen, und atmen Sie abschließend wieder in den Unterbauch ein.

Verlieren Sie während der Übung das Gleichgewicht, dann versuchen Sie nicht, dagegen anzugehen und mit der Schwerkraft zu konkurrieren. Was immer geschieht – bleiben Sie in Berührung mit der Wahrnehmung Ihres ganzen Selbst, einschließlich Ihrer Unbeholfenheit (der Körper kann auch ohne die Hilfe Ihres Selbstbildes auf sich selbst aufpassen). Kippen Sie um, fangen Sie einfach noch mal von vorn an. Während Sie weiterarbeiten, ohne allerdings dabei auf die unbequeme Körperhaltung oder die eigene Unbeholfenheit in gewohnter Weise zu reagieren, begreifen Sie nach und nach, daß diese innere Selbstwahrnehmung sehr eng mit einer neuen, umfassenderen Bewußtseinsebene verknüpft ist, die Ihr Leben umwandeln kann.

8. Weite einatmen unter Alltagsbedingungen

Sobald Sie es schaffen, Bauch, Brust und Gesicht in der vorangegangenen Übung zu entspannen, sind Sie soweit, es mit dem Einatmen von Weite unter normalen Lebensbedingungen zu vesuchen. Einerlei, was Sie tun – tun Sie es niemals, insbesondere zu Beginn, in Überlastungssituationen, in denen Ihre Bemühungen von vornherein zum Scheitern verurteilt sind. Beginnen Sie statt dessen unter ganz normalen Bedingungen, beispielsweise während Sie die Straße entlangwandern oder sich mit einem Freund unterhalten. Mit einem zunehmend feineren Gespür für praktisches Üben können Sie es dann in etwas schwierigeren Situationen wagen. Vielleicht wollen Sie es mit dem Einatmen von Weite versuchen, wenn Sie unter Anspannung oder emotionalem Druck stehen – beispielsweise während einer heftigen Auseinandersetzung oder wenn Sie in Selbstmitleid baden, sich ärgern, Sorgen machen oder ungeduldig sind.

Wer imstande ist, in Belastungssituationen auf solche Übungen zurückzugreifen, erfährt am eigenen Leibe, wie das Einatmen von Weite dazu beiträgt, mit dem Selbstbild verknüpften Streß und negative Einstellungen in die Energie umzuwandeln, die für Vitalität und Wohlbefinden vonnöten ist.

Gehen Sie all diese Übungen locker und spielerisch an und betrachten Sie sie einfach als Versuch, etwas über sich selbst zu erfahren. Nach Wochen oder Monaten spielerischer Arbeit mit dem Einatmen von Weite werden Sie merken, daß sich Verspannungen nach und nach wie von selbst lösen und Ihr Atem die Atemräume in zunehmendem Maße füllt. Durch derlei Veränderungen können Sie in Körperhaltungen und Bewegungsabläufen tief verwurzelte Spannungsmuster erkennen, die die Empfindungswahrnehmung für Energie und Bewegung hemmen und damit einem Gefühl von Ganzheitlichkeit im Wege stehen. Außerdem werden Sie mit der Zeit spüren, daß diese Muster mit allerlei eingefahrenen Einstellungen und Gedankengängen sowie tief verankerten negativen Emotionen verknüpft sind oder gar von diesen genährt werden – Einstellungen und Emotionen, die für die Entstehung und Aufrechterhaltung Ihres Selbstbildes verantwortlich sind und wenig Raum lassen für neue Erfahrungen und Einsichten. Und Sie werden vielleicht auch feststellen, daß gerade diese Einstellungen, Gedankengänge und Emotionen das Haupthindernis für natürliches Atmen bilden und damit Gesundheit und Wohlbefinden untergraben.

KAPITEL 6

ATEM UND LÄCHELN

Über die überaus positive Wirkung des Lachens auf den Heilungsprozeß wurde in jüngster Zeit viel geschrieben. In seinem 1979 erschienenen und mittlerweile weithin bekannten Buch *»Anatomy of an Illness«* (Anatomie einer Krankheit) berichtet NORMAN COUSINS, wie er sich nicht zuletzt durch Lachen (und Vitamin C) von einer unheilbaren Krankheit erholte. Überzeugt von der Devise »Lachen ist die beste Medizin«, erweiterte das California Pacific Medical Center, San Francisco, 1994 sein Programm »Medicine and Philosophy« (Medizin und Philosophie) durch das Projekt »Humor in Medicine« (Humor in der Medizin). In *»Ways of the Healer«*, einer Broschüre zu diesem Programm, steht zu lesen: »Der aus Lachen erwachsende physiologische und psychologische Nutzen ist ausführlich dokumentiert. Ziel dieses Programmes ist es, heilsames Lachen innerhalb der Klinikatmosphäre zu fördern und therapeutisch weitestgehend zu nutzen.«

DIE CHEMIE EINES LÄCHELNS

Wer aus eigener Erfahrung weiß, wie Lachen Gefühle verändern und dem Wohlbefinden guttun kann, hat gewiß auch gemerkt, daß das aufrichtige Lächeln eines Freundes oder gar eines Fremden auf der Straße ansteckend wirkt, die Stimmung

hebt und das in Streß und Negativität wurzelnde Gefühl des
Eingeengtseins zumindest für eine Weile verschwinden läßt. Ein
solches Lächeln kann die physiologische und emotionale Chemie verändern, uns wieder Kraft geben und neue Perspektiven
eröffnen. Ein Lächeln ist dazu angetan, uns auf uns selbst zu
besinnen und zu akzeptieren, wer wir wirklich sind. Seltsamer-
weise wurde aber bislang nur wenig über die Chemie des
Lächelns und ihren heilsamen Einfluß berichtet.

Das »innere Lächeln«

Angesichts der weithin bekannten Tatsache, daß ein Lächeln
bemerkenswerte Veränderungen bewirken kann, ist es verwun-
derlich, daß so wenige Menschen ganz bewußt um ihrer selbst
willen lächeln. Seit langem schon haben Tao-Meister den positiven Einfluß erkannt, den die Kraft des Lächelns auf Ein-
stellungsänderungen und Energieumwandlung ausübt. Und aus
dieser Erkenntnis heraus entwickelte sich die Übung des »inneren Lächelns«, wie MANTAK CHIA sie nennt, in deren Rahmen
man lernt, unmittelbar in die Organe, Gewebe und Drüsen *hinein*zulächeln. »Den Lehren von taoistischen Weisen zufolge sondern deine Organe beim Lächeln ein honigähnliches Sekret ab,
das deinen ganzen Körper ernährt. Bist du zornig, ängstlich
oder stehst du unter Streß, setzen sie ein schädliches Sekret frei,
das die Energieleitbahnen blockiert, sich in den Organen fest-
setzt und allerlei Beschwerden hervorruft wie beispielsweise
Appetitmangel und Verdauungsstörungen, Blutdruckanstieg,
Erhöhung der Herzfrequenz und Schlaflosigkeit sowie negative
Emotionen. Lächelst du in deine Organe hinein, dehnen sie sich
aus; sie werden geschmeidiger und besser durchblutet und damit
leistungsfähiger« (aus: MANTAK CHIA, *»Ch'i-Organ-Transformation«*). Das innere Lächeln ist in einer Vielzahl taoistischer Meditationsübungen und anderer Praktiken, einschließlich T'ai-chi,
zu finden. Aber auch in der buddhistischen Literatur (beispiels-

weise in den Büchern von Thich Nhat Hanh) stößt man darauf, und seinen künstlerischen Ausdruck findet es in dem verhaltenen, in sich gekehrten Lächeln Buddhas oder der Mona Lisa.

Gewolltes Lächeln kann die Gefühlslage verändern

Um zu erkennen, daß das gewollte »Aufsetzen eines Lächelns« zur positiven Veränderung unserer Gefühlslage beitragen kann, bedarf es keines besonderen Scharfblickes. In seinem Buch »*The Expression of Emotions in Man and Animals*« (Gefühlsausdruck bei Mensch und Tier) bemerkt Charles Darwin, daß das freie Ausdrücken eines Gefühls durch äußerlich erkennbare Zeichen dieses Gefühl intensiviert. Ende des 19. Jahrhunderts legte der große Psychologe William James den Grundstein für umfangreichere Erkenntnisse zu diesem Thema, als er in »*Psychology*« darauf hinwies, daß Emotionen von der »Art der Wahrnehmung eines körperlichen Zustandes« abhängig seien. Anders gesagt: Ändert sich der körperliche Zustand oder die Ausdrucksweise, dann ändern sich auch die Emotionen. Moshe Feldenkrais, ein Wegbereiter auf dem Gebiet der körperlichen Rehabilitation und des Körperbewußtseins, bemerkte in »*The Elusive Obvious*« (Das schwer faßbare Offensichtliche): »Sämtliche Emotionen sind mit Reizen verknüpft, die aus dem vegetativen (autonomen) Nervensystem kommen oder aus den Organen, Muskeln und so weiter, die von diesem Nervensystem versorgt werden. Das Eintreffen solcher Impulse in den hochentwickelten Zentren des zentralen Nervensystems wird als Emotion empfunden.« Bewußte Veränderungen in unseren Körperbewegungen und -haltungen führen zu einer Abwandlung dieser Reize und Impulse, und damit wandeln sich auch unsere Emotionen, insbesondere jene, die unser Selbstbild bekräftigen.

Logischerweise könnte man sagen, daß sich »spontanes« und »gewolltes« Lächeln ganz wesentlich voneinander unterscheiden. In einer neueren wissenschaftlichen Studie über die Auswirkungen verschiedener Varianten des Lächelns auf eine regional begrenzte Gehirnaktivität gelangten zwei Wissenschaftler allerdings zu dem Ergebnis, daß ein gewolltes Lächeln diese Gehirnaktivität weitgehend genauso beeinflußt wie spontanes Lächeln. Angesichts dieser Befunde kamen sie zu folgendem Schluß: »In der Regel werden Emotionen als (vom Zufall bestimmtes) Geschehnis erfahren. Unsere Ergebnisse deuten darauf hin, daß der einzelne möglicherweise die eine oder andere physiologische Veränderung, die sich im Rahmen einer spontanen Emotion einstellt, aussuchen kann, und zwar einfach durch einen von ihm erzeugten Gesichtsausdruck.« (Aus: P. EKMAN, R. J. DAVIDSON, »Voluntary Smiling Changes Regional Brain Activity«, in »*Psychological Science*«, Vol. 4, Nr. 5, 1993.)

Das Selbstbild mildern und die Organfunktionen regulieren

Eine angenehme oder erfreuliche Vorstellung, die ein Lächeln hervorruft, oder ein kleines Lächeln ungeachtet dessen, wie elend oder niedergeschlagen man sich fühlt, übt aus taoistischer Sicht einen fast augenblicklichen Einfluß auf den gesamten Organismus aus. Ein solches Lächeln öffnet und entspannt das Gesicht, und dies wiederum wirkt sich förderlich auf das Öffnen und Entspannen aller Körperbereiche aus. Lächeln mildert auch das Selbstbild sowie all die Emotionen und Einstellungen, die es untermauern. Diese tiefgreifende Entspannung regt den heilsamen Blut- und Energiekreislauf im Organismus an und unterstützt Gehirn und Nervensystem bei der Koordination und Regulation der Organfunktionen.

Aufgrund eigener Erfahrungen bin ich davon überzeugt, daß ein länger anhaltendes Lächeln, insbesondere in Richtung Organe und Gewebe, im Gehirn die Freisetzung von zuträglichen chemischen Substanzen bewirkt, die einen unmittelbaren heilsamen Einfluß auf den Körper ausüben können. Auf meine Frage, ob inneres Lächeln ihrer Meinung nach die Produktion heilsamer Substanzen in Gang setzen könne, antwortete die Neurologin CANDACE PERT, sie sei davon überzeugt. Sie wies darauf hin, daß Peptide Gefühlseindrücke »modulieren«. Sobald wir ein Organ fühlen, uns darauf konzentrieren und auf die mit ihm verknüpften, vorwiegend durch Peptide bestimmten autonomen Vorgänge achten, haben wir ihrer Ansicht nach auch die Möglichkeit, dieses Organ in seiner Funktion zu beeinflussen.

NACH INNEN LÄCHELN UND DABEI WEITE EINATMEN

Verschmelzen inneres Lächeln und tiefes Einatmen von Weite zum »lächelnden Atem«, wie ich ihn nenne, ist der Effekt unter Umständen noch nachhaltiger, da die Atmung auch die Produktion zuträglicher chemischer Substanzen im Organismus beeinflussen kann. Im Rahmen unseres Gespräches meinte CANDACE PERT, ein möglicher Auslösemechanismus für den Einfluß der Atmung auf Emotionen und körpereigene Chemie sei eventuell die Produktion von Neuropeptiden. Sie wies darauf hin, daß das Atemzentrum in der vierten Hirnkammer (Ventrikel) sitzt, dem Ort, wo auch viele Neuropeptide abgesondert werden. Es sei denkbar, daß man durch bewußtes Verändern der Atmung Einfluß darauf hat, welche Neuropeptide ausgeschüttet werden.

Wie immer man sich seine Effekte erklären mag – das nach innen gerichtete Lächeln gleicht, wie Erfahrungen zeigen, einem von Energie, Empfindungswahrnehmung und Gefühl gespeisten Strahl, der dem mit Weite erfüllten Atem den Weg bis tief in den Organismus hinein weist. Und der Atem wiederum gleicht einer Welle, die die Energie des Lächelns in alle Organe trägt. Für mich bedeutet der »lächelnde Atem« ein unverzichtbares Element im Zusammenhang mit Selbstbewußtheit und Selbstheilung. Das durch ihn entstehende sensible, spannungsfreie Energiefeld macht es leichter, die unzuträglichen Spannungen, Einstellungen und Gewohnheiten deutlicher zu erkennen, die unsere Gesundheit und Vitalität untergraben. Überdies erweist sich die Praktik des Atmens und Lächelns als hilfreich in dem Bemühen, Körpergewebe und -organe zu entgiften, mit Energie zu versorgen und in ihrer Funktion zu unterstützen. »Lächelnder Atem« kräftigt das Immunsystem und bewirkt einen Wandel in der Empfindungswahrnehmung. Fundament der folgenden Übungen sind meine persönlichen Experimente mit einer Kombination aus zwei Praktiken: bestimmten Elementen von MANTAK CHIAS Übung für das innere Lächeln und dem Einatmen von Weite.

ÜBUNGEN

Setzen Sie sich zur Vorbereitung mehrere Minuten lang mit geschlossenen Augen hin und erspüren Sie Ihren gesamten Körper gleichzeitig, einschließlich aller Verspannungen und Emotionen. Lassen Sie diese Verspannungen und Emotionen sich setzen wie Trübstoffe in einem Glas Wasser, und rühren Sie sie nicht auf, indem Sie darüber nachdenken. Beziehen Sie Ihre Atmung in die Selbstwahrnehmung mit ein, öffnen Sie dann die drei Atemräume durch das Einatmen von Weite und spüren Sie, wie Ihr gesamter Körper atmet.

1. Die Augen wahrnehmen und entspannen

Nehmen Sie Ihre Augen bewußt wahr. Rollen Sie sie sachte mehrmals in beide Richtungen und lassen Sie sie danach in ihren Höhlen ausruhen. MANTAK CHIA bemerkt: »Das Üben mit dem inneren Lächeln beginnt mit den Augen. Sie sind an das vegetative Nervensystem gekoppelt, das die Organ- und Drüsenfunktionen reguliert. Die Augen sind es, die emotionale Signale zuerst empfangen und damit veranlassen, daß sich die

Organ- und Drüsentätigkeit unter Streß oder bei Gefahr beschleunigt (Kampf-oder-Flucht-Reaktion) und nach überstandener Krise wieder verlangsamt. Am wünschenswertesten ist eine ruhige und ausgewogene Reaktion der Augen. Sie entspannen heißt demnach, den gesamten Körper zu entspannen und damit ausreichend Energie für die jeweilige Aktivität freizusetzen« (aus: MANTAK CHIA, »Ch'i-Organ-Transformation«).

2. Entspannung in ein Lächeln verwandeln

Sind Ihre Augen entspannt, dann lassen Sie dieses wohlige Gefühl durch Ihr gesamtes Gesicht strömen bis hinein in Zunge, Kiefer und Schädelknochen. Stellen Sie sich dann vor, eine Person, die Sie mögen, würde Sie anlächeln (Abb. 31).

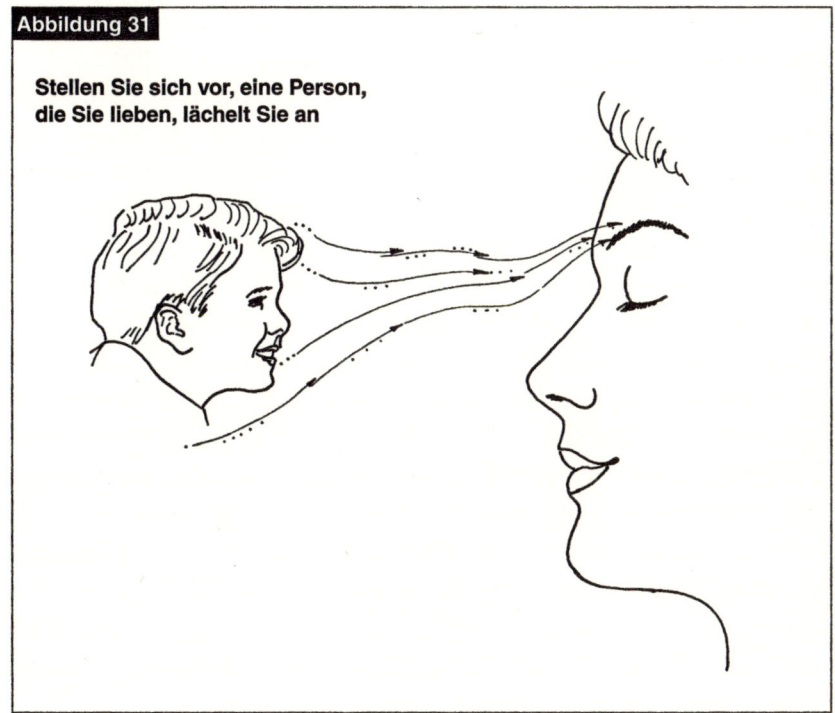

Abbildung 31

Stellen Sie sich vor, eine Person,
die Sie lieben, lächelt Sie an

Nehmen Sie dieses Lächeln in sich auf, lächeln Sie zurück, und spüren Sie, wie Augen und Gesicht sich noch mehr entspannen. Ist es Ihnen nicht möglich, sich ein Bild zu vergegenwärtigen, das ein Lächeln hervorzaubert, dann lächeln Sie einfach ganz gewollt. Ziehen Sie Mundwinkel und Wangen hoch und versuchen Sie Ihr Bestes. Gelingt es Ihnen, diese Mimik über mehrere Minuten durchzuhalten, stellen Sie bald fest, daß Sie ganz von selbst lächeln.

3. Das Gesicht durch ein Lächeln atmen lassen

Beziehen Sie nun das Einatmen von Weite in Ihr Bewußtsein mit ein. Spüren Sie beim Einatmen die Luft nicht nur durch Ihre Nase strömen, sondern auch durch Gesicht und Augen. Nehmen Sie wahr, wie das Lächeln auf Ihrem Gesicht über Ihren Atem streicht und Ihre Atmung verwandelt. Es ist, als verleihe das Lächeln Ihrem Atem zusätzlich Lebendigkeit und Weite. Bei dieser Form des Atmens bemerken Sie vielleicht einen vermehrten Speichelfluß, und dies ist ein gutes Zeichen. Schlucken Sie aber nicht, sondern atmen Sie einfach weiter und sammeln Sie den Speichel. Nach wissenschaftlichen Erkenntnissen enthält Speichelflüssigkeit vielerlei Proteine, Hormone und andere Substanzen, die verdauungsfördernd oder antibakteriell wirken beziehungsweise den Mineralstoffhaushalt und andere Funktionen günstig beeinflussen. Nach taoistischer Überzeugung kann Speichel – mitunter auch »goldenes Elixier« genannt – zudem Ch'i aus dem Atem aufnehmen und die Zufuhr dieser Energie in den Organismus begünstigen. Aus Sicht der Taoisten wirkt sich der vermehrte Speichelfluß ausgesprochen förderlich auf den allgemeinen Gesundheitszustand aus – vorausgesetzt, man weiß ihn richtig zu nutzen.

4. Ein Lächeln in die Organe lenken

Lenken Sie als nächstes Ihr Lächeln in sämtliche Organe (Abb. 32). Lassen Sie es wie Wasser durch Kiefer und Hals hinunter in die hinter dem Brustbein liegende Thymusdrüse strömen und spüren Sie, wie diese sich mit jedem Ein- und Ausatmen öffnet und schließt. Von hier aus sollte Ihr »lächelnder Atem« weiter körperabwärts durch alle Organe strömen. Versuchen Sie zu erspüren, wie sich, während Sie lächeln, Ihr Herz entspannt, die Lungenflügel ausdehnen und zusammenziehen und wie sich in der an der rechten Brustkorbseite gelegenen Leber und dem benachbarten Gebiet durch sanftes Ausdehnen und Zusammenziehen unnötige Spannungen lösen. Lassen Sie dann den »lächelnden Atem« durch Bauchspeicheldrüse und Milz an der linken Brustkorbseite fließen und nehmen Sie wahr, wie hier das gleiche geschieht wie im Leberbereich. Anschließend folgen die Nieren im mittleren und unteren Rückenbereich. Vielleicht können Sie fühlen, wie sich mit jedem Atemzug Rücken und Nieren dehnen und zusammenziehen. Von hier aus gelangt der »lächelnde Atem« in die Harnblase und weiter in die Geschlechtsorgane. Versuchen Sie beim Hineinatmen in diese Region wahrzunehmen, wie sich der gesamte Unterbauch öffnet und mit Energie füllt.

5. Speichel schlucken und dem Energiestrom abwärts folgen

Sobald der »lächelnde Atem« Ihren Körper durchströmt hat, werden Sie vermutlich feststellen, daß der Speichelfluß stärker ist als sonst. Sammeln Sie den Speichel, »spülen« Sie damit mehrmals den Mund und schlucken Sie ihn bei einwärts geschobenem Kinn und leicht gestrecktem Hals hinunter. Mit dem Schlucken des Speichels macht sich ein Gefühl der Wärme und Energie bemerkbar, das Ihren »lächelnden Atem« körperabwärts geleitet. Spüren Sie, wie diese Empfindung langsam durch

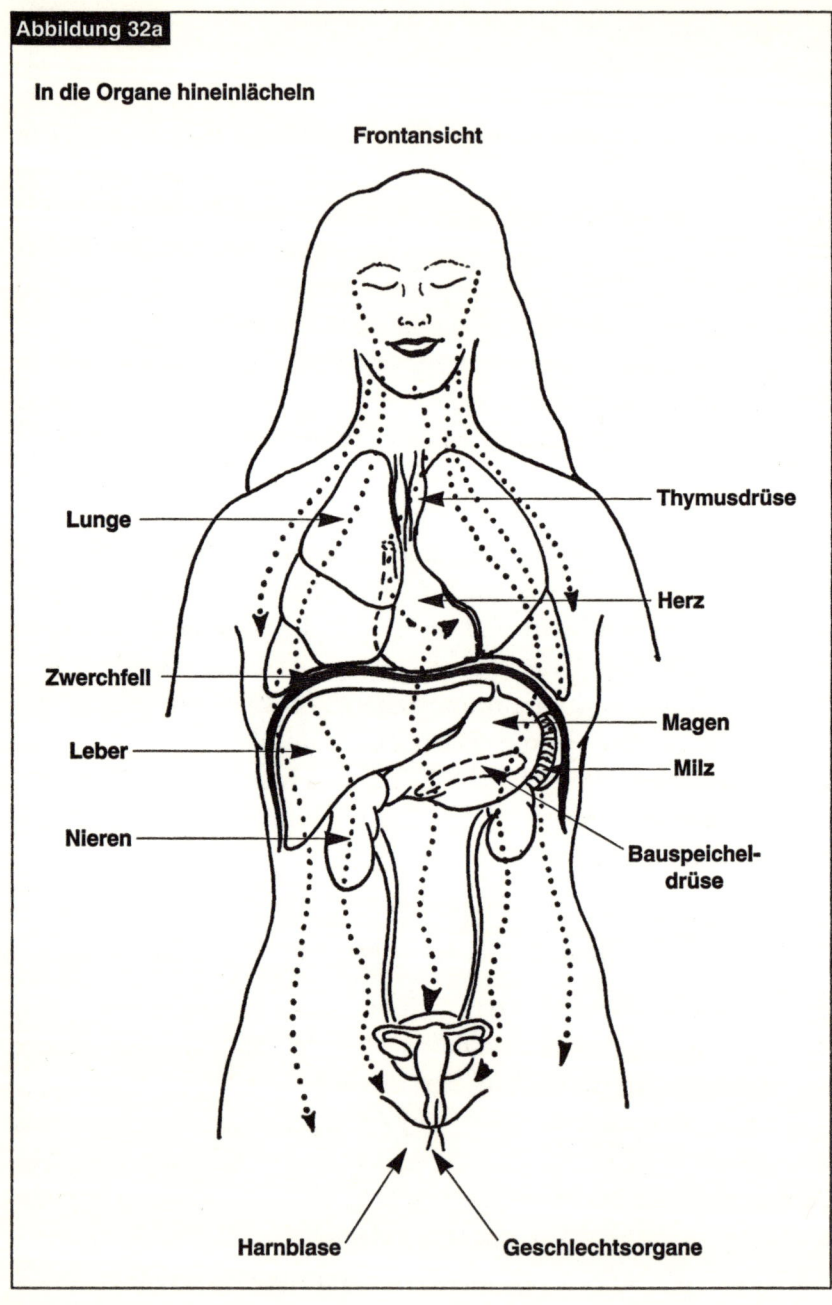

Abbildung 32a

In die Organe hineinlächeln

Frontansicht

Lunge

Thymusdrüse

Herz

Zwerchfell

Leber

Magen

Milz

Nieren

Bauspeichel-
drüse

Harnblase   Geschlechtsorgane

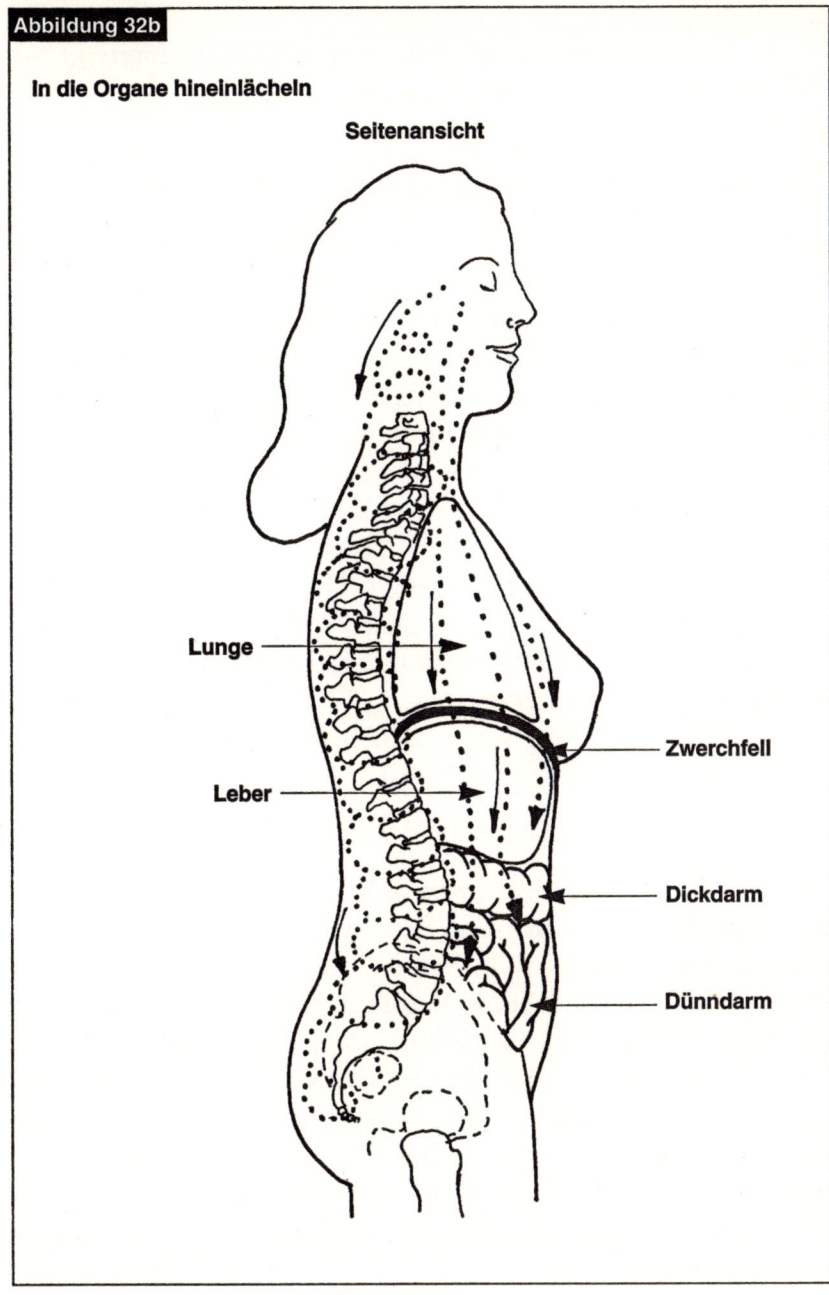

Abbildung 32b

In die Organe hineinlächeln

Seitenansicht

Lunge

Leber

Zwerchfell

Dickdarm

Dünndarm

den Hals hinab in die Speiseröhre und weiter über Magen,
Dünn- und Dickdarm durch den gesamten Verdauungstrakt bis
hinunter in den Mastdarm und den Anus gleitet.

6. Den »lächelnden Atem« in Gehirn und Wirbelsäule lenken

Atmen Sie wieder Weite ein und vergewissern Sie sich, daß Sie
wirklich lächeln. Nehmen Sie Ihre Augen wahr und spüren Sie,
wie sie sich in den Höhlen entspannen. Stellen Sie sich dann
vor, Ihr »lächelnder Atem« dringe durch Augen und Gesicht in
den Körper ein und ströme dann wieder zurück in Richtung
Hirnanhangsdrüse, Hypothalamus und andere Regionen des
Gehirns (Abb. 33). Diese Art zu atmen vermittelt unter Umständen das Gefühl, sich seines Gehirns und der darin abspielenden
Prozesse bewußter zu werden. Lassen Sie den »lächelnden
Atem« in den rückwärtig gelegenen Kleinhirnbereich wandern
und spüren Sie, wie sich Ihr gesamter Kopf beim Atmen allmählich ausdehnt und wieder zusammenzieht. Abschließend lassen
Sie den »lächelnden Atem« langsam Wirbel für Wirbel die Wir-
belsäule hinunter bis ins Steißbein fließen.

7. Energie sammeln und absorbieren

Nehmen Sie mit dem Einatmen wahr, wie sich durch die Weite
des »lächelnden Atems« Ihr Bauchraum ausdehnt und mit
Wärme und Energie füllt. Atmen Sie behutsam durch den
Mund aus, hören Sie dabei weiterhin in Ihren Bauch hinein und
lassen Sie das angenehme Gefühl der Geräumigkeit von dort
gleichzeitig in alle übrigen Organe, Gewebe und Knochen strömen. Sind Sie sich dieses Vorganges ganz deutlich bewußt, können Sie dieser Übung ein weiteres Element anfügen. Beim Ausatmen spüren Sie dann nicht nur, wie Ihre Organe die
»lächelnde Energie« absorbieren, sondern auch, wie innere
Spannungen oder Schadstoffe mit dem Atem den Körper verlas-

sen. Ist Ihnen diese Übung erst einmal in Fleisch und Blut über-
gegangen, wird sich der nachhaltige energetische Effekt auf Ihr
Wohlbefinden bald bemerkbar machen.

Zweck der Übung »Atmen und Lächeln« ist es keineswegs, Sie
in ein mechanisch lächelndes Individuum umzukrempeln. Der
»lächelnde Atem« soll Ihnen vielmehr dazu verhelfen, einen
bewußten Kontakt mit Ihrem körperlichen, seelischen und geistigen Sein herzustellen, und Sie in Ihrem Bemühen unterstützen, Ihre Energien von überflüssigen Spannungen und negativen Einflüssen, das heißt von Blockaden gleich welcher Art, zu
befreien. Vergewissern Sie sich beim Üben immer wieder, daß
ein Lächeln Ihr Gesicht erhellt. Nach wenigen Monaten lassen
sich schon mit der leisesten Wahrnehmung eines inneren
Lächelns dieselben Erfolge zu erzielen. Und damit sind Sie dann
imstande, den »lächelnden Atem« auch inmitten der Belastungen
und Konflikte des Alltagslebens in sich aufzunehmen.

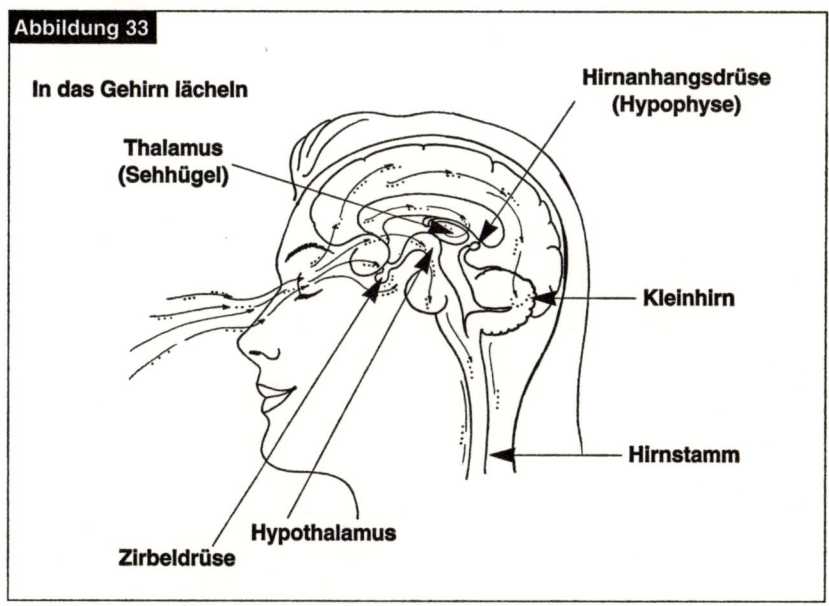

Abbildung 33

In das Gehirn lächeln

Thalamus
(Sehhügel)

Hirnanhangsdrüse
(Hypophyse)

Kleinhirn

Hirnstamm

Hypothalamus

Zirbeldrüse

KAPITEL 7

DEN LEBENSATEM KREISEN LASSEN

Gesundheit und Wohlbefinden hängen von dem beständigen, ausgewogenen Strom der Lebensenergie Ch'i durch den gesamten Organismus ab – einer Energie, die wir nach taoistischer Überzeugung nicht nur aus der Nahrung und der Luft beziehen, sondern auch aus der Natur und von den Sternen. Körpereigene Vorgänge – sei es nun die Durchblutung oder der Strom von Lymphe und Gehirn-Rückenmarks-Flüssigkeit, die Weiterleitung von Nervenimpulsen oder die Aktivierung der Synapsen (Nervenübergangsstellen), die fortwährende Ausschüttung von Hormonen und Enzymen oder die Aufnahme von Wahrnehmungen und Eindrücken durch die inneren und äußeren Sinne – spielen sich in einem gesunden Organismus, in dem Substanzen und Energien ungehindert durch Gewebe, Organe und Nerven, Gefäße und Kanäle fließen, ungestört ab. Ein Blutgerinnsel beispielsweise kann zu Schlaganfall und plötzlichem Tod führen; eine Lymphknotenstauung zur Verschlimmerung einer Krankheit und ein eingeklemmter Nerv zu Bewegungseinschränkung oder Taubheitsgefühl. Überflüssige Verspannungen im Muskel- und Sehnenbereich verschwenden Energie, setzen die Sensibilität des Organismus herab und begünstigen die Bildung und Ansammlung von Schad- und Giftstoffen im Körper.

DIE NOTWENDIGKEIT NEUER EINDRÜCKE

Beginnt man sein Seelenleben zu beobachten, stellt man bald fest, daß es analog und in enger Beziehung zum physischen Leben abläuft. Sture Überzeugungen und Einstellungen und/oder überzogene Emotionalität (egal, ob positiv oder negativ) können unser Wohlbefinden ebenso gefährden wie verkalkte Arterien, weil sie den Energiestrom unter Umständen dramatisch verändern oder behindern und unser inneres und äußeres Wahrnehmungsvermögen für Weite und Geräumigkeit einschränken. Wird ein solcher psychischer Zustand chronisch, gerät möglicherweise der gesamte Organismus aus dem Gleichgewicht. Nicht selten wird auch die Selbstwahrnehmung derart eingeengt, daß jedes Gefühl für die eigene Ganzheit verlorengeht. Einige große Lehrer wie BUDDHA und GURDJIEFF beschreiben den Prozeß, in dessen Verlauf der Kontakt mit dem eigenen Selbst abreißt, mit Begriffen wie *Vereinnahmung* und *Identifizierung*. Wer sich fortwährend mit einem bestimmten Bild oder Begriff, einer Vorstellung, Empfindung oder einem emotionalen Zustand »identifiziert« oder sich davon vereinnahmen läßt, nimmt sich selbst, andere und sein Umfeld nur noch sehr begrenzt wahr. Überdies gerät der innere Energiekreislauf aus dem Gleichgewicht, und Körper und Seele fehlt es teilweise an der für Gesundheit und Wohlbefinden notwendigen Nahrung. Identifizierung schmälert die »Nahrung der Eindrücke«, wie Gurdjieff sie nennt, »... über die uns die Natur ... die Energie liefert, durch die wir leben und uns bewegen und der wir unser Sein verdanken« (aus: P. D. OUSPENSKY, »*Auf der Suche nach dem Wunderbaren*«). Der Strom des Lebens, der Energie und Eindrücke verlangsamt sich, und über kurz oder lang fühlen wir uns erschöpft oder werden gar krank.

Was mich persönlich angeht, wurde mir klar, daß mein Wohlbefinden am meisten dann in Mitleidenschaft gezogen wurde, wenn mein Leben fade und stillzustehen schien, wenn es mir an neuen Eindrücken von mir selbst und der Welt fehlte, an Zufriedenheit und Zielsetzungen, oder wenn einfach zu viele Eindrücke derselben Art auf mich einwirkten. In solchen Phasen saß ich teilnahmslos in einem selbstgeschaffenen Gefängnis aus körperlichen, seelischen und geistigen Einstellungen fest, in das Neues gleich welcher Art nicht eindringen konnte. Aus Erfahrungsberichten und wissenschaftlichen Untersuchungen weiß man, daß Nervensystem und Gehirn zur Gesunderhaltung und Entfaltung von Körper, Geist und Seele den fortwährenden, aber ausgewogenen Anreiz neuer Eindrücke brauchen. Die Forscher ROBERT ORNSTEIN und DAVID SOBEL bemerken in ihrem Buch »*Das Gehirn, Schlüssel zur Gesundheit*«: »Das Gehirn bedarf zur Aufrechterhaltung seiner Funktionsfähigkeit offenbar eines gewissen Maßes an Stimulation und Information. Ein Zuviel oder Zuwenig davon führt zu Instabilität und im weiteren Verlauf unter Umständen zu einer Erkrankung.«

Nahrung für Gehirn und Immunsystem

Die meisten Menschen beziehen die vom Gehirn benötigten Anreize vorwiegend durch den Kontakt mit der Außenwelt – durch gesellschaftlichen Umgang und Unterhaltung, durch Lernen, Reisen, berufliche Herausforderungen und so fort. Vorausgesetzt, sie sind nicht mit einem Übermaß an Streß verknüpft, tragen solche Anreize dazu bei, den Organismus im Gleichgewicht zu halten und das Immunsystem zu stärken. Jede Sinneswahrnehmung übt ihren Einfluß auf uns aus, und allein schon der Geschmack oder Geruch von Nahrung kann sich günstig auf das Immunsystem auswirken. Nach den Ergebnissen einer neueren Studie der Duke University führten Speisen mit Geschmacks- und Aromazusätzen bei älteren Patienten mit eingeschränktem Geschmacks- und Geruchssinn zu einem merklichen Anstieg der B- und T-Zellen. Diese aus dem Knochenmark, der Thymusdrüse und anderen Körperregionen kommenden Lymphozyten bilden

»die Eingreiftruppe im Kampf gegen Infektionen und Krankheiten« (aus: »The Body's Guards« in *Living Right*, Winter 1995).

Neue Facetten des eigenen Selbst

Die Ernährung von Gehirn und Immunsystem durch bestimmte Anreize und Informationen hängt allerdings nicht nur von
der Wahrnehmung äußerer Geschehnisse ab. Ebenso geeignet
sind auch innere Vorgänge, wie beispielsweise unsere ständig
wechselnden Gedanken, Gefühle und Empfindungen. Selbstbeobachtung und Selbstwahrnehmung versetzen uns in die Lage,
neue Seiten unseres Selbst zu erfahren. Durch sie können wir
unmittelbare Eindrücke von unseren inneren Funktionen, Einstellungen und Energien aufnehmen und verarbeiten. Und diese
Eindrücke vermitteln uns nicht nur ein neues Gefühl von Vitalität, sondern befreien uns auch langsam von den Fesseln unseres
Selbstbildes und verschaffen uns ein genaueres, umfassenderes
Gespür für unser Selbst.

Neue Eindrücke durch Selbstwahrnehmung in sich aufzunehmen erfordert allerdings weitgehende innere Entspannung –
und zudem die Fähigkeit, so ganzheitlich wie möglich in sich
hineinzuatmen. Wo der Atem hinströmt, kann auch die Aufmerksamkeit hinwandern. Durch natürliches Atmen – das heißt
durch die Fähigkeit, in jeden Winkel unseres Seins Vitalität hineinzuatmen – erweitert sich nicht nur unsere innere Bewußtheit, sondern wird auch der heilsame, ausgewogene Kreislauf
von Substanzen und Energien durch unseren Körper angeregt.

DEN LEBENSATEM DURCH DEN MIKROKOSMISCHEN KREIS LENKEN

Aus taoistischer Sicht ist das natürliche Fließen des Ch'i in
unserem Organismus in Wirklichkeit der Strom unseres »Lebens-

atems«. Dieser Strom unterliegt dem Gesetz von Yin und Yang, das dem Gesetz der Polarität entspricht — also der negativen und positiven elektrischen und elektromagnetischen Aufladung —, und bewegt sich durch ein komplexes Netzwerk von Energieleitbahnen, die mit den verschiedenen Sinnesorganen, inneren Organen und Energiezentren des Körpers in Verbindung stehen. Die Energie strömt von Feldern mit einem größeren zu solchen mit einem geringeren elektrischen Potential. Ist dieser Strom auf irgendeine Weise blockiert oder unausgewogen, entwickeln sich Störungen und Krankheiten. Die Energiebahnen lassen sich durch vielerlei Methoden öffnen beziehungsweise ins Gleichgewicht bringen, wie Akupunktur, Kräutertherapie und Massagen, Meditation, bestimmte Bewegungs- und Haltungsübungen und natürlich gezielte Atemarbeit.

Von ihren eigenen Beobachtungen und Entdeckungen ausgehend, glauben Tao-Meister und chinesische Ärzte, daß es im menschlichen Körper rund 60 größere Energieleitbahnen oder Meridiane gibt. Durch einige dieser Leitbahnen, die sogenannten Primär-Meridiane, fließt der Lebensatem (oder die Lebenskraft) zu den verschiedenen Organen und Drüsen. Andere, als Sekundär-Meridiane bezeichnete Leitbahnen dienen als Energiespeicher; sie stehen mit den Primär-Meridianen in Verbindung und speisen in diese Energie ein. Um den Einfluß der natürlichen Atmung aus taoistischer Sicht wirklich zu begreifen, muß man sich etwas eingehender mit den beiden wichtigsten Sekundär-Meridianen beschäftigen: dem Lenkergefäß-Meridian und dem Dienergefäß-Meridian — auch kurz Lenkergefäß (oder Gouverneurgefäß) und Dienergefäß genannt. Diese beiden Meridiane verbinden die Hauptenergiezentren des Körpers miteinander. Und die Zentren wiederum nehmen die Energie auf, wandeln sie um und speisen sie dann zur Verteilung innerhalb des gesamten Organismus in die Primär-Meridiane ein.

Lenkergefäß- und Dienergefäß-Meridian

Das Lenkergefäß, ein Yang-Meridian, beginnt am Damm, läuft
von da zum Steißbein und steigt dann über Kreuzbein und Wirbelsäule bis hinauf in den Kopf. Im Schädel läuft es an der
Gehirnoberfläche entlang hinauf zum Scheitel, nimmt von dort
seinen Weg über die Mittellinie des Gesichtes (etwa vier Zentimeter unter der Hautoberfläche) nach unten und endet in der
Gaumenmitte. Gleichfalls am Damm beginnend, steigt das
Dienergefäß, ein Yin-Meridian, über das Schambein an der Mittellinie der Körpervorderseite entlang und etwa vier Zentimeter
unter der Oberfläche über Nabel, Sonnengeflecht und Herz
nach oben und endet in der Zungenspitze. In der Regel strömt
die Energie über das Lenkergefäß hinauf und über das Dienergefäß wieder hinab; es kann sich aber auch in umgekehrter
Richtung bewegen. Berührt die Zungenspitze den Gaumen, ist
der Energiekreislauf zwischen diesen beiden Meridianen
geschlossen. Dieser Kreislauf (Abb. 34), als »mikrokosmischer
Kreis« oder »Rad des Lebens« bezeichnet, bildet das Fundament
der taoistischen Alchimie für Gesundheit und geistiges Wachstum gleichermaßen.

Die unmittelbare Wahrnehmung von Energie

Zur Aufrechterhaltung unserer Lebensfunktionen sind wir auf
den fortwährenden Energiekreislauf durch Lenkergefäß- und
Dienergefäß-Meridian angewiesen, doch oftmals reichen Quantität, Qualität und Bewegung der Energie für die Bewahrung
von Gesundheit und Vitalität nicht aus. Nach taoistischem Verständnis läßt sich diese Situation nur durch die unmittelbare
Wahrnehmung von Energie korrigieren. MANTAK CHIA macht
dies deutlich, wenn er schreibt: »Wer mit dem körpereigenen
Energiestrom vertraut ist und weiß, was es damit auf sich hat,
begreift auch, weshalb der mikrokosmische Kreis beweglich und

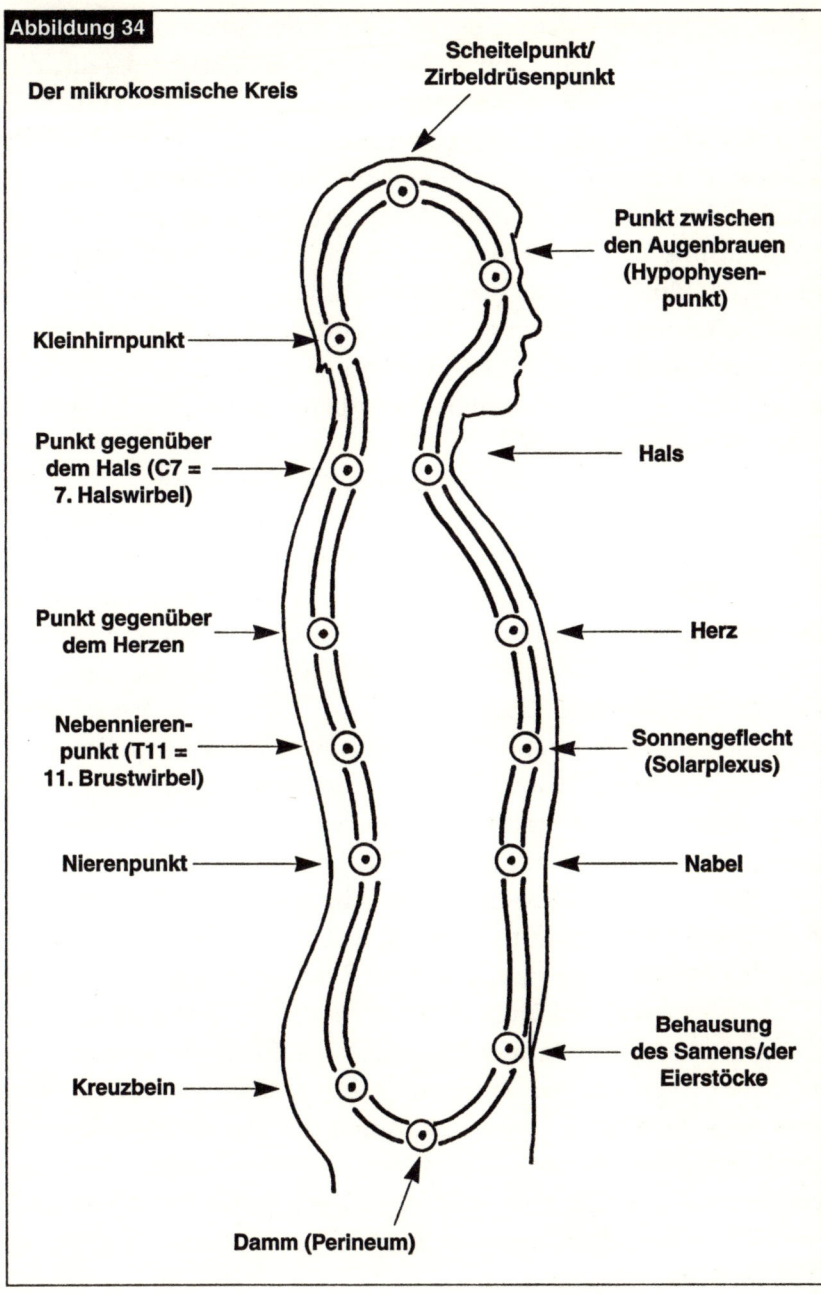

Abbildung 34

Der mikrokosmische Kreis

Scheitelpunkt/
Zirbeldrüsenpunkt

Punkt zwischen
den Augenbrauen
(Hypophysen-
punkt)

Kleinhirnpunkt

Punkt gegenüber
dem Hals (C7 =
7. Halswirbel)

Hals

Punkt gegenüber
dem Herzen

Herz

Nebennieren-
punkt (T11 =
11. Brustwirbel)

Sonnengeflecht
(Solarplexus)

Nierenpunkt

Nabel

Behausung
des Samens/der
Eierstöcke

Kreuzbein

Damm (Perineum)

offen bleiben muß, damit er das Ch'i aufnehmen und es darin
ungehindert strömen kann. Versteht man sich nicht darauf, die
innere Kraft über diese Leitbahn zu erhalten, zu erneuern und
umzuwandeln, ist der Energieverbrauch ebenso unwirtschaftlich
wie bei einem Auto, das mit vollem Tank nur wenige Meilen
schafft. Durch Meditationsübungen, bei denen wir uns auf den
mikrokosmischen Kreis konzentrieren, können wir Verbindung
zum Ch'i-Fluß aufnehmen und Blockaden oder Schwachstellen
lokalisieren und beseitigen. Damit wird der Umgang mit unserer Lebenskraft ökonomischer, und wir können – bildlich
gesprochen – innerlich ›mehr Meilen machen‹« (aus: MANTAK
CHIA, *»Das heilende Tao«*).

Wenn wir ehrlich sind, müssen wohl die meisten von uns
zugeben, daß sie nicht nur ihre Lebenskraft, sondern selbst
größere Bereiche ihres Körpers wie Bauch, Brust, Kopf und
Rücken kaum wahrnehmen. Werden wir uns dieser Regionen
dennoch einmal bewußt, dann in der Regel durch irgendwelche
Beschwerden, wie beispielsweise Rücken- oder Kopfschmerzen,
Verdauungsstörungen und dergleichen – also durch Symptome,
die Blockaden der einen oder anderen Art signalisieren. Befassen
wir uns hingegen ganz bewußt mit dem mikrokosmischen
Kreis, dann nehmen wir diese Bereiche samt den sich eventuell
aufbauenden Verspannungen immer häufiger wahr. Überdies
erweitert sich dabei unsere Bewußtheit ganz allmählich nach
innen, und wir gewinnen zunehmend deutlichere Eindrücke
von den inneren Bewegungen und Blockaden unserer Lebenskraft. Sobald wir den mikrokosmischen Kreis durch Wahrnehmung unmittelbar erfahren, offenbart er sich als ein immer vor-
handener Weg in die inneren Räume und Energiezentren
unseres Seins. Durch bewußtes Spüren des inneren, sich in diesen Körperräumen und Energiezentren abspielenden Energie-
kreislaufes kann sich eine echte Wandlung in Körper, Geist und
Seele einstellen, die unserer Gesundheit und inneren Entfaltung
gleichermaßen zugute kommt.

ÜBUNGEN

Wie im folgenden beschrieben, bildet Meditation, die sich auf den mikrokosmischen Kreis konzentriert (und die Meister MANTAK CHIA mich lehrte), das Fundament für die Zirkulation des Lebensatems. Diese Meditationsübung wurde bis vor kurzem ausschließlich vom Lehrer an den Schüler weitergegeben, und auch nur dann, wenn dieser ein hohes Maß an Engagement und Beharrlichkeit an den Tag gelegt hatte. *Lassen Sie sich nicht auf diese Übung ein, ehe Sie nicht alle vorangegangenen Kapitel dieses Buches gewissenhaft durchgearbeitet und damit begonnen haben, Ihre innere Wahrnehmung in Verbindung zur Ganzheitlichkeit Ihres Körpers zu wecken.*

Eine wichtige Voraussetzung für die Arbeit mit dem Kreislauf des Lebensatems ist eine entspannte, gelöste Verfassung, in der Sie bereit und fähig sind, neue Eindrücke Ihres Selbst in sich aufzunehmen. Wie Sie im Anhang 2 sehen können, sind jedem Energiezentrum des mikrokosmischen Kreises bestimmte psychologische Merkmale zugeordnet, je nachdem, ob das betreffende Zentrum offen oder geschlossen ist. Durch Selbstwahrnehmung gewinnen Sie schließlich einen unmittelbaren Eindruck vom Zustand jedes Zentrums – und damit von Ihrer seelischen und geistigen Verfassung.

Zur Vorbereitung auf diese Übung lassen Sie zunächst zehn Minuten oder länger Ihren »lächelnden Atem« in die inneren Organe einströmen. Atmen Sie anschließend mehrere Minuten lang behutsam in Ihren Bauchraum hinein und spüren Sie, wie sich Ihr Bauch beim Einatmen ausdehnt und beim Ausatmen zusammenzieht. Sobald sich diese Empfindung verstärkt, lassen Sie den Atem spontan und ohne »nachzuhelfen« aufsteigen und hinabströmen. Nehmen Sie sich genügend Zeit und versuchen Sie herauszufinden, ob Sie tief aus dem Bauchraum heraus »beatmet« werden.

Verweilen Sie im Rahmen der Übung nicht allzu lange bei

einem der Zentren, insbesondere nicht beim Herz-Zentrum sowie am Punkt gegenüber dem Herzen und am Scheitelpunkt. Denn wenn Sie Ihre Aufmerksamkeit vor dem vollständigen Öffnen des mikrokosmischen Kreises allzu lange an ein Zentrum heften, kann der Energiestrom im Körper abreißen. Auf das Herz- und Kopf-Zentrum und den Punkt gegenüber dem Herzen sollten Sie sich nicht länger als jeweils 20 bis 30 Sekunden konzentrieren; für die übrigen Zentren dürften jeweils ein bis zwei Minuten ausreichen.

1. Die Energie im Damm wecken

Lenken Sie Ihre Aufmerksamkeit auf das Energiezentrum im Damm zwischen Anus und äußeren Geschlechtsorganen und erspüren Sie diese Region, so gut Sie können. Atmen Sie dann mit dem Wahrnehmen dieses Zentrums, insbesondere seiner Vibration, lang anhaltend und langsam in diesen Bereich hinein (Abb. 35) und spüren Sie, wie er sich mit dem Atem auszudehnen scheint. Lassen Sie beim Ausatmen alle Spannungen und Verkrampfungen los und wiederholen Sie die Übung, bis die Energie im Dammbereich spürbar zum Leben erwacht.

2. Die Zentren des Lenkergefäß-Meridians wecken

Lassen Sie nun Ihre Aufmerksamkeit entlang dem Lenkergefäß zu Steißbein und Kreuzbein wandern. (Mitunter geschieht dies auch ganz spontan.) Ist dieser oder ein anderer Bereich nicht oder nur mühsam zu erspüren, empfiehlt es sich, mit den Fingern nachzuhelfen und ein wenig zu sondieren. Atmen Sie nun genauso wie beim Damm ein und aus; sobald Sie fühlen, daß sich der Bereich öffnet, wandern Sie Punkt für Punkt weiter: zum Nierenpunkt (gegenüber dem Nabel), zum elften Brustwirbel (gegenüber dem Sonnengeflecht), zum Punkt zwischen den Schulterblättern (gegenüber dem Herzen) und weiter zum

Abbildung 35

In den Dammbereich hineinatmen

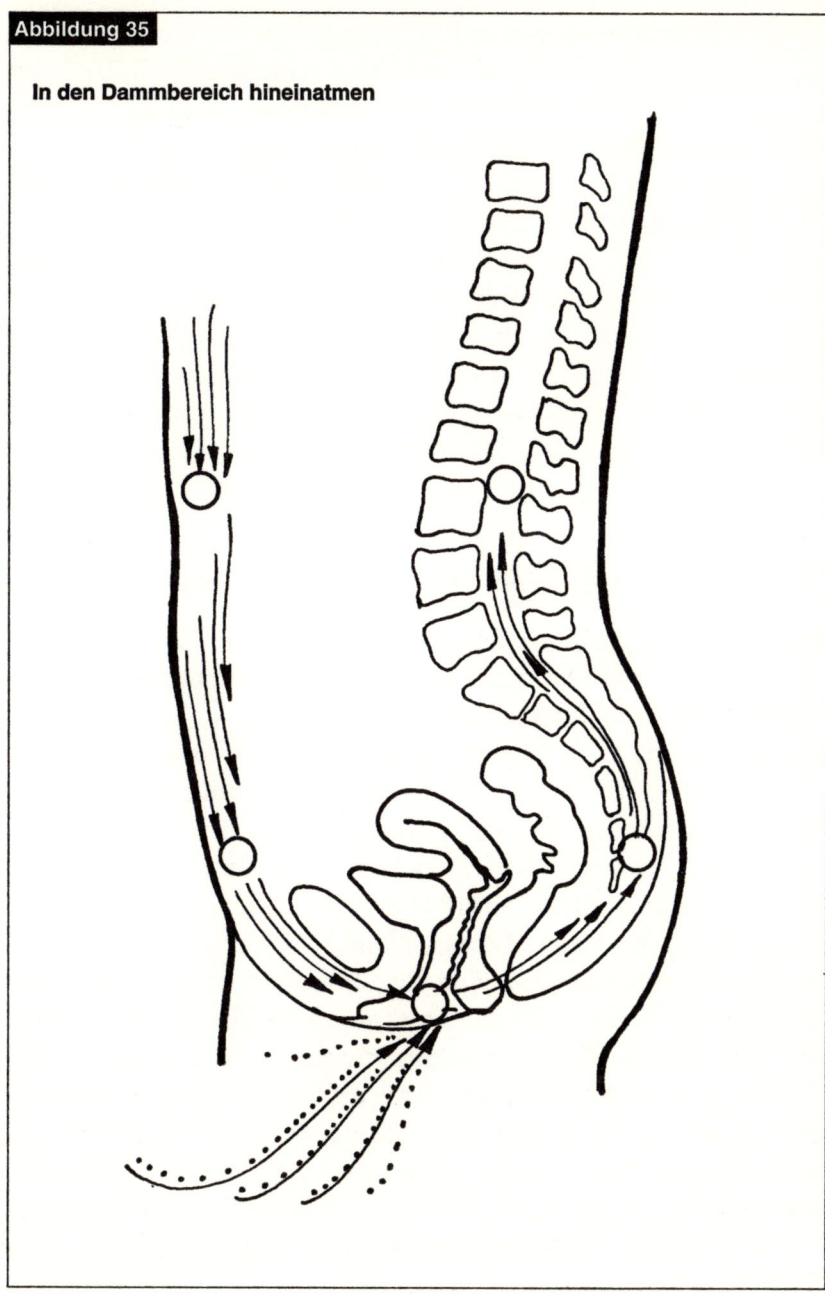

siebten Halswirbel (dem großen Wirbel im unteren Nackenbereich).Von dort aus geht es weiter zum »Jadekissen« an der Schädelbasis, zum Scheitelpunkt an der obersten Stelle des Kopfes, und von hier zum Punkt zwischen den Augenbrauen.Versuchen Sie nicht, eine Empfindung zu erzwingen, sondern lassen Sie einfach zu, daß sich jedes Zentrum von selbst durch Kontakt mit dem Lebensatem zu öffnen beginnt. Man muß aber nicht sämtliche Punkte des Lenkergefäßes im Rahmen einer einzigen »Sitzung« erspüren, sondern kann sich dafür mehrere Tage Zeit nehmen und jeweils zehn bis 15 Minuten lang üben. In diesem Falle beginnen Sie aber immer wieder am Damm und durchlaufen in rascher Folge alle bisher wahrgenommenen Energiezentren, ehe Sie sich mit dem nächsten befassen.

3. Die Zentren des Dienergefäß-Meridians wecken

Legen Sie nach dem Erreichen des Punktes zwischen den Augenbrauen die Zungenspitze unmittelbar hinter den Schneidezähnen an den Gaumen und lassen Sie sie während der folgenden Übung dort. (Eine günstige Stelle ist in etwa der Punkt, den die Zungenspitze beim Aussprechen der Buchstabenkombination »le« spontan berührt.) Lenken Sie nun Ihre Aufmerksamkeit den Dienergefäß-Meridian entlang durch Mund und Zunge zum Halszentrum und atmen Sie so lange in dieses Zentrum hinein, bis eine wahrnehmbare Vibration signalisiert, daß es sich öffnet. Lassen Sie dann Ihre Aufmerksamkeit zum Herzzentrum (etwa vier Zentimeter oberhalb der Brustbeinbasis) wandern, anschließend zum Sonnengeflecht (in etwa ein Viertel des Weges zwischen Brustbeinbasis und Nabel) und weiter über den Nabel zum Sexualzentrum im Bereich des Schambeins bis zurück in die Dammregion. Lassen Sie sich Zeit; mit Ungeduld kommen Sie nicht voran. Wichtig ist einzig und allein, jedes einzelne Energiezentrum durch Wahrnehmung entsprechender Vibrationen nach und nach zu erspüren.

4. Den Lebensatem zirkulieren lassen

Nach dem Lokalisieren und Wahrnehmen der einzelnen Energiezentren gilt es, den Kreislauf des Lebensatems durch diese Bahnen zu erspüren. Dies ist nicht ganz einfach. Die Klassiker des Taoismus lassen keinen Zweifel daran, daß es Jahre dauern kann, bis man sich des mikrokosmischen Kreises zur Gänze bewußt ist. Man sollte nicht vergessen, daß die meisten Menschen kaum Erfahrung darin haben, sich in dieser Weise mit Aufmerksamkeit und Energie in dieser Weise zu befassen. Bei der Mehrheit der Menschen sind die Energiezentren durch Spannungen blockiert und für das Bewußtsein so gut wie nicht erkennbar. Und deshalb kann sich das Öffnen der Zentren mitunter als unangenehm erweisen. Üben Sie jedoch behutsam weiter, dann erfahren Sie mit der Zeit ein neues Gefühl der Bewegung in sich selbst und kommen in immer engeren Kontakt mit Ihrem energetischen Sein.

Oberflächlich betrachtet ist die Übung ziemlich einfach. Nehmen Sie wahr, wie sich die Atemenergie beim Einatmen vom Damm aus am Lenkergefäß entlang durch die einzelnen Zentren nach oben bewegt und beim Ausatmen vom Punkt zwischen den Augenbrauen über die Punkte am Dienergefäß wieder nach unten und zurück in den Dammbereich strömt. Achten sie darauf, daß die Zungenspitze währenddessen ständig den Gaumen berührt. Der ganze Vorgang läßt sich auch umkehren; versuchen Sie hin und wieder, Ihren Atem über das Dienergefäß aufsteigen und am Lenkergefäß-Meridian entlang wieder hinunterfließen zu lassen. Dieser Richtungswechsel hilft, Spannungen oder Schadstoffe aus den Leitbahnen zu beseitigen. Machen Sie sich keine Gedanken, wenn sich auf dem Weg durch die Zentren keine Bewegung bemerkbar macht. Beobachten Sie einfach, was geschieht, das heißt, an welchen Punkten Sie sich selbst wahrnehmen können und an welchen nicht. Im Laufe der Zeit öffnen sich die Energieleitbahnen und -zen-

tren mehr und mehr, und dann gewinnen Sie neue, unmittelbare Eindrücke der durch Ihren Organismus strömenden inneren Energien.

In der taoistischen Lehre bezeichnet man den mikrokosmischen
Kreis mitunter auch als »kleinen Kreis«. Daneben arbeiten die
Taoisten auch mit dem »makrokosmischen Kreis« oder »großen
Kreis«. Gemeint ist damit das Strömen des Ch'i durch Lenkergefäß und Dienergefäß sowie entlang der Meridiane in Armen
und Beinen. Darüber hinaus gibt es noch weitere Übungen
zur Aktivierung von anderen, tief im Körperinneren verlaufenden Energieleitbahnen. Bedauerlicherweise zäumen viele Menschen das Pferd am Schwanze auf und beginnen mit diesen
»höheren« Übungen, ohne zuvor ein solides Fundament für
solcherart Atemarbeit zu schaffen. Und dies kann nicht nur
Verwirrung, sondern auch körperlichen oder seelischen Schaden anrichten.

HEILUNG UND GLEICHGEWICHT

Atmen über den mikrokosmischen Kreis ist selbst eine fortge-
schrittene Heil- und Meditationsübung und Grundlage für die
meisten anderen Praktiken. Diese Form der Atmung kann sich
nicht nur nachhaltig auf die körperliche, sondern auch auf die
seelische und geistige Gesundheit auswirken. Seit Jahrhunderten
bekräftigen Meister des Ch'i-kung immer wieder dasselbe:
Durch Wahrnehmung des Energieflusses über den mikrokosmischen Kreis lassen sich unzählige Krankheiten vermeiden oder
heilen. Auf die Frage, wie sie mit einer Erkrankung umgehen
sollen, antwortet Tao-Meister MANTAK CHIA seinen Schülern in
der Regel: »Halte dich an den mikrokosmischen Kreis; diese
Wahrnehmung verbindet die einzelnen Bereiche deines Körpers zu einem Ganzen. Bemühe dich zunächst einmal um

Gleichgewicht; viele Probleme lösen sich dann von selbst« (aus: MANTAK CHIA, »*Das heilende Tao*«).

Dieses Gleichgewicht ist jedoch keineswegs statisch, sondern beruht vielmehr auf einer ständig wachen, inneren Aufmerksamkeit für das wahre physische Schwerkraftzentrum inmitten der inneren und äußeren Bewegungsabläufe unseres Seins – für das untere Tan-t'ien, das Energiezentrum knapp unterhalb des Nabels. Das rhythmische, tief im Bauch einsetzende Ausdehnen und Zusammenziehen bei der natürlichen Atmung fördert diese Aufmerksamkeit; überdies trägt es zur Aktivierung der Energie dieses Zentrums sowie deren Zirkulation durch den gesamten Körper und damit zu einer *umfassenderen Selbstwahrnehmung* bei. Ganzheitliches Empfindungsvermögen für den Organismus kann uns – wie bereits erwähnt – dazu verhelfen, uns von »unserem eingeengten Selbstgefühl« zu befreien, wie LAO TSE es nennt, und uns allmählich den alchimistischen Kräften des Heilens und der Ganzheitlichkeit allmählich zu öffnen.

SPEZIELLE ATEMÜBUNGEN

Die feste Einbeziehung der natürlichen Atmung in den Tagesablauf dürfte das Beste sein, was man für Gesundheit, Wohlbefinden und inneres Wachstum tun kann. Über einige der zahlreichen physiologischen Auswirkungen dieser Atmung auf die einzelnen Organfunktionen wurde bereits ausführlich gesprochen, desgleichen über den heilsamen Einfluß der natürlichen Atmung auf das Seelenleben. Hinter all diesen Effekten verbirgt sich keineswegs ein Geheimnis. Sie beruhen einzig auf den Funktionsabläufen im Organismus – auf den Gesetzen des Tao, von Yin und Yang und damit des Lebens selbst. Durch Selbstbeobachtung und Selbstbewußtheit können wir diese Gesetze an uns selbst erfahren und lernen, in Übereinstimmung mit ihnen zu leben und uns innerlich zu entfalten.

Neben der in den normalen Tagesablauf fest einbezogenen natürlichen Atmung gibt es noch vielerlei spezielle Atemtechniken für besondere Bedürfnisse, wie beispielsweise Freimachen der Atemwege, Entspannung in akuten Streßsituationen, Aktivierung bestimmter Organfunktionen oder Beseitigung von Kopfschmerzen. Für derlei Zwecke kann man auf eine ganze Reihe überlieferter Atemübungen zurückgreifen; einige davon, die ich persönlich ganz besonders bevorzuge, sind auf den folgenden Seiten beschrieben. All diese Übungen bauen auf der Fähigkeit auf, sich selbst und die körpereigenen Energien innerlich wahrzunehmen, und erfordern deshalb längere Erfahrung mit der natürlichen Atmung, um Erfolge zu zeitigen. Eine Ausnahme bilden die »Sechs heilsamen Ausatmungen« – eine ebenso einfache wie wirkungsvolle Form der Heilatmung, die jeder Mensch jederzeit an jedem Ort praktizieren kann.

DIE »SECHS HEILSAMEN AUSATMUNGEN«

Die »Sechs heilsamen Ausatmungen« sind eine uralte taoistische Atemübung, die die Heilung von Körperorganen und die Umwandlung der mit den betreffen Organen verknüpften negativen Emotionen durch Einbeziehung bestimmter Laute unterstützt. Ich selbst erlernte diese Übung bei Meister MANTAK CHIA, der sie die »Sechs heilsamen Laute« nennt, und bin seither in den taoistischen Schriften immer wieder darauf gestoßen. Meister Chia lehrt die sechs heilsamen Laute in Verbindung mit bestimmten Körperhaltungen und -bewegungen, damit sie auch wirklich bis in die jeweiligen Organe vordringen können. Er weist darauf hin, daß die Schwingungen dieser Laute kühlend und entgiftend auf die jeweiligen Organe wirken und den Heilungsprozeß beschleunigen können. Seiner Meinung nach erkranken Personen, die diese Übung tagtäglich absolvieren, nur selten einmal für längere Zeit. (Siehe: MANTAK CHIA, *»Ch'i-Organ-Transformation«*.)

Beschreibung der heilsamen Laute

Die sechs heilsamen Laute stehen in Beziehung zu den größeren Organsystemen des Körpers und den den jeweiligen Organen zugeordneten Energieleitbahnen oder Meridianen. Der erste Laut, ein zischendes *»Sssssss«*, wirkt auf Lunge und Dickdarm, steht in Verbindung mit dem Nasenbereich und soll sich bei körperlichen Beschwerden wie Erkältungen, Husten und verstopften Nasenwegen sowie bei seelischen Problemen wie Kummer und Traurigkeit als hilfreich erweisen. *»Huuuuuu«* – das kaum hörbare Geräusch beim Ausblasen einer Kerze – beeinflußt Nieren und Harnblase und ist an den Ohrenbereich gekoppelt. Neben einem Zuwachs an Lebenskraft wird diesem Laut auch eine förderliche Wirkung bei kalten Füßen, Schwindelgefühl und mangelnder sexueller Energie sowie bei Furcht- und Angstzuständen zugeschrieben. Der dritte heilsame Laut, *»Schschsch«* – üblicherweise zu hören, wenn man um Ruhe bittet –, macht sich im Leber- und Gallenblasenbereich bemerkbar, steht in Beziehung zu den Augen und soll bei Augenproblemen, Appetitlosigkeit und Schwindelgefühl sowie bei Emotionen wie Zorn und Eifersucht helfen. Herz und Dünndarm werden von dem mit der Zunge verknüpften vierten heilsamen Laut *»Haaaaaaa«* beeinflußt. Es heißt, seine positive Wirkung mache sich bei Herzerkrankungen, Schlaflosigkeit, Zungengeschwüren und nächtlichen Schweißausbrüchen sowie beim Abbau von Haßgefühlen, Arroganz und Ungeduld bemerkbar. Ein gutturales, aus der Kehle kommendes *»Huuuuuu«* ist der fünfte Laut. Auf Milz, Magen und Mund einwirkend, hilft er angeblich bei Verdauungsproblemen, Mundgeschwüren, Muskelatrophie und Menstruationsbeschwerden sowie bei Kummer und ängstlicher Sorge. Der letzte heilsame Laut schließlich, ein durch die Zähne zischendes *»Hiiiiii«*, aktiviert den dreiteiligen Erwärmer (die drei Atemräume). Er wirkt ausgleichend auf den sich durch den Organismus bewegenden Energiestrom, und man schreibt ihm eine heilende Wirkung bei Halsentzündungen, Blähungen und Schlaflosigkeit zu.

ÜBUNG

Zur Gesunderhaltung aller Organe und um sicherzustellen, daß die Energie gleichmäßig und ungehindert den Körper durchströmt, sollte man die Übung der sechs heilsamen Ausatmungen oder Laute täglich in der angegebenen Reihenfolge absolvieren und jeden Laut mindestens dreimal wiederholen. Bei besonderen Problemen mit einem bestimmten Organ oder einer bestimmten Emotion empfiehlt es sich, etwas mehr Zeit aufzuwenden und den entsprechenden Übungsabschnitt beliebig oft zu wiederholen. Die Übung an sich ist ausgesprochen einfach und läßt sich in jeder Körperhaltung durchführen. Nehmen Sie wahr, wie beim Einatmen Energie unmittelbar in das jeweilige Organ einströmt, und spüren Sie bei der mit den einzelnen Lauten verknüpften Ausatmung, wie Schadstoffe oder überschüssige Wärme mit dem Atem aus dem Körper abtransportiert werden. Neben dem hörbaren können Sie sich auch im unhörbaren Ausatmen üben und die Vibration des jeweiligen Lautes gebündelt in das betreffende Organ hineinlenken. Mit den Lauten kann man jederzeit ohne jegliches Risiko üben.

KOPFATMUNG

Kopfatmung, eine wenig bekannte Atemtechnik, läßt sich zur Beseitigung von Kopfschmerzen oder nervösen Spannungen einsetzen. Erfolg zeitigt diese Übung allerdings nur, wenn man imstande ist, die oberen Energiezentren des mikrokosmischen Kreises wahrzunehmen – insbesondere den Punkt zwischen den Augenbrauen, den Scheitelpunkt und das Jadekissen an der Schädelbasis –, und spürt, wie die Energie durch die Leitbahn fließt, die diese Zentren miteinander verbindet.

ÜBUNG

Setzen oder stellen Sie sich bequem hin und lenken Sie Ihre Aufmerksamkeit zum Punkt zwischen den Augenbrauen. Atmen

Sie durch die Nase ein und machen Sie sich bewußt, wie Ihr
Atem das Ch'i von diesem Punkt durch die Stirn hinauf zum
Scheitelpunkt an der obersten Stelle des Kopfes und von dort
den Hinterkopf hinunter zum Jadekissen an der Schädelbasis
trägt. Atmen Sie dann durch die Nase aus und spüren Sie das
Ch'i mit Ihrem Atem in die umgekehrte Richtung strömen –
also von der Schädelbasis über das Schädeldach hinunter zum
Punkt zwischen den Augenbrauen (Abb. 36). Wiederholen Sie
den Ablauf drei- bis sechsmal und werden Sie sich beim Ein-
und Ausatmen dessen bewußt, wie das Ch'i die Leitbahn von
Blockaden oder nervöser Spannung freimacht. Gelingt es nicht,
den Energiestrom durch die Leitbahn zu erspüren, dann tasten
Sie den Meridian mit den Fingern ab, massieren die Energiepunkte und versuchen dann das Ganze noch einmal. Schaffen
Sie diese Übung, ohne dabei Ihre Gesichts- und Kopfmuskula-
tur anzuspannen, stellen sich bald spürbare Erfolge ein.

VERDAUUNGSFÖRDERNDE ATMUNG

Dies ist eine ebenso simple wie wirkungsvolle Übung zur Anregung der Verdauungstätigkeit. Bei dieser Atemtechnik stimulieren Sie Energiepunkte des Milz- und Magen-Meridians von
Hand und atmen gleichzeitig tief in den Bauchraum ein.

ÜBUNG

Setzen Sie sich aufrecht, aber mit entspannter Wirbelsäule auf
einen harten Stuhl und stellen Sie die Füße vor dem Stuhl flach
auf den Boden. Die Hände so auf die Knie auflegen, daß die
Handballen oberhalb der Kniescheibe ruhen und die Finger
nach unten weisen (Abb. 37). Ertasten Sie nun mit den Fingern,
insbesondere mit Zeige-, Mittel- und Ringfinger, drei längliche

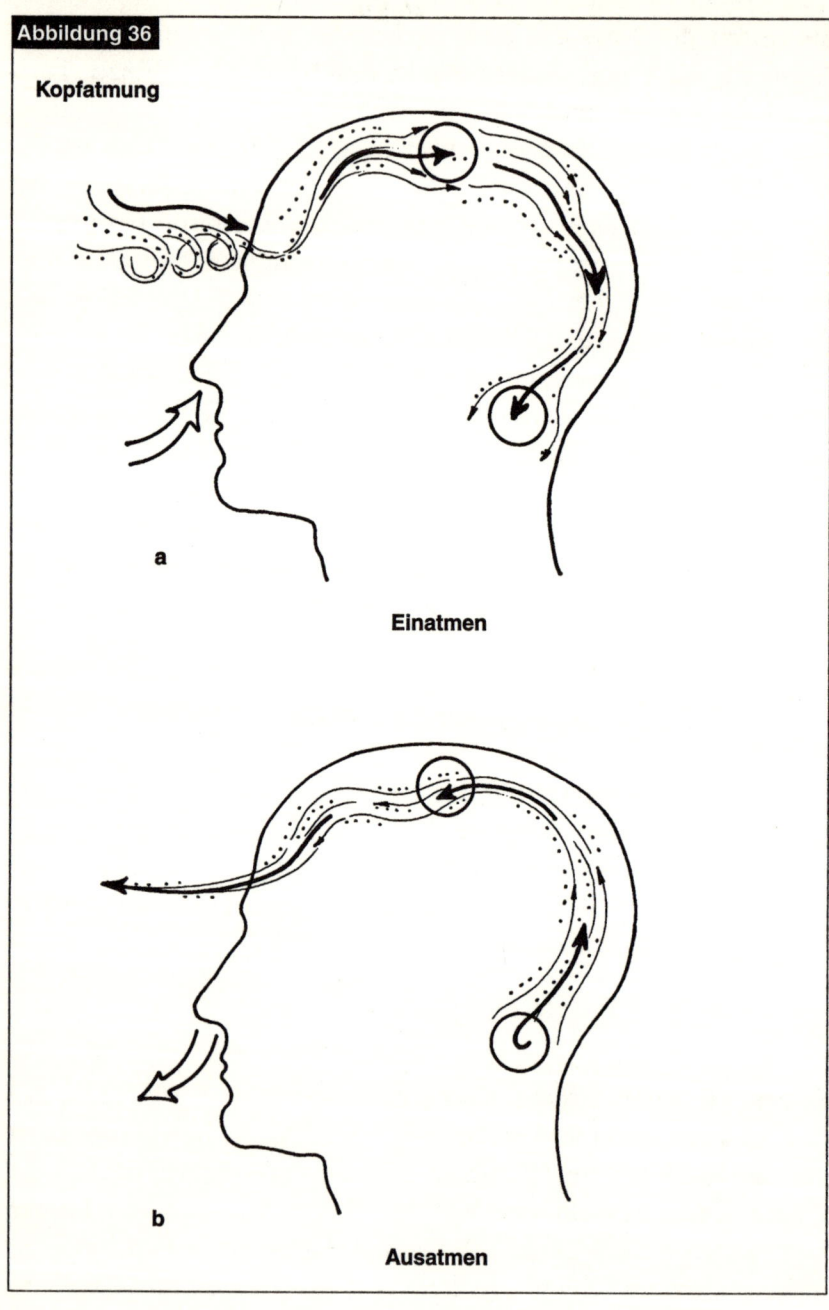

Abbildung 36

Kopfatmung

a

Einatmen

b

Ausatmen

Abbildung 37

Verdauungsfördernde Atmung

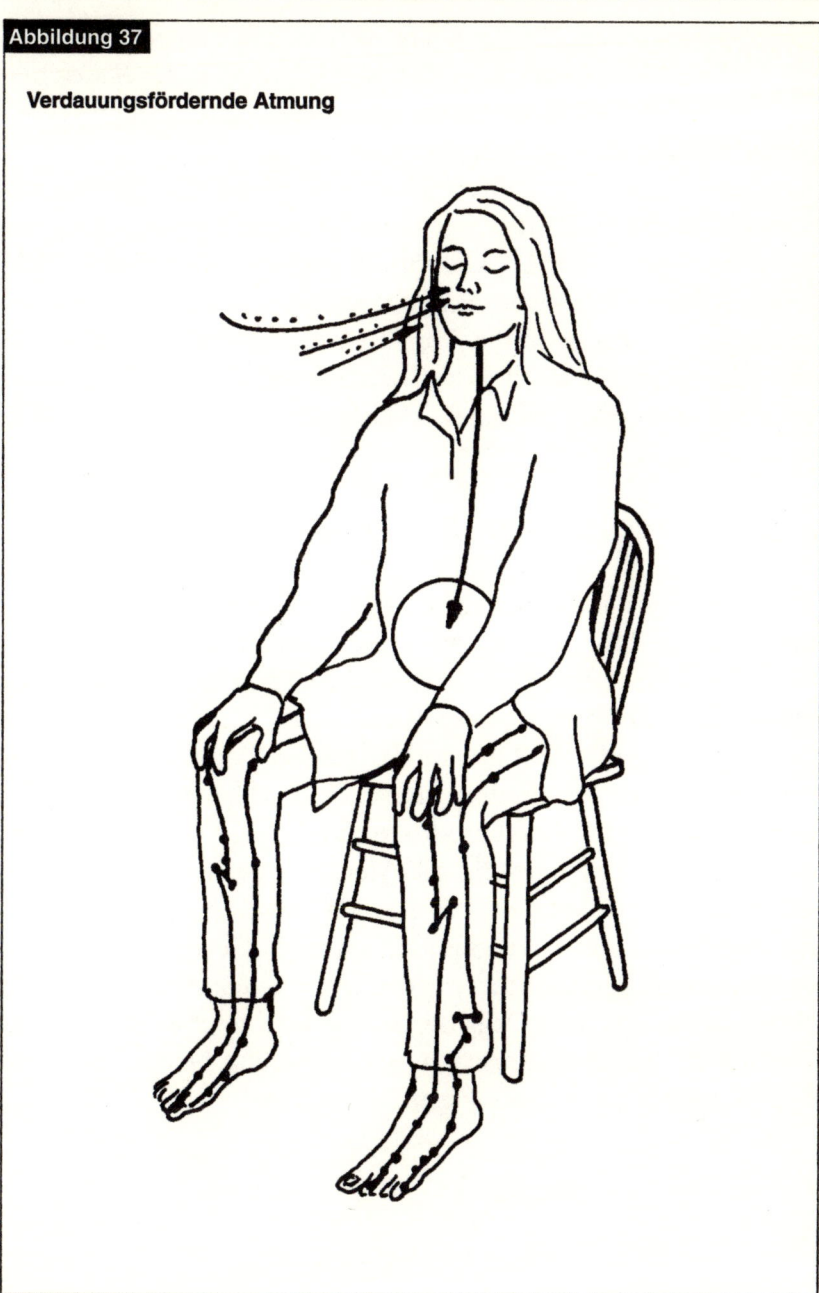

Einbuchtungen an den Knien, in die sich die Finger locker ein-
fügen. Der Mittelfinger liegt über der Mittellinie der Kniescheibe. Lassen Sie die Hände locker und unbeweglich liegen, stimulieren Sie durch minimalen Druck der Finger die durch den
Kniebereich laufenden Meridiane und spüren Sie die von den
Händen in die Knie überströmende Wärme. Nehmen Sie beim
Einatmen wahr, wie Sie behutsam Energie in Ihren sich ausdeh-
nenden Bauch hineinatmen und wie dieser sich beim Ausatmen
von selbst zusammenzieht. Forcieren Sie nichts, aber üben Sie
diese Atemtechnik nach jeder Mahlzeit mindestens fünf Minuten lang oder wann immer sich Verdauungsstörungen einstellen.

REINIGENDE TAN-T'IEN-ATMUNG

Einen überaus förderlichen Einfluß auf die Gesunderhaltung
und Selbstheilung des Körpers und den Zuwachs an innerer
Lebensenergie besitzt die reinigende Tan-t'ien-Atmung. Bei
dieser Form der natürlichen Bauchatmung lenkt man den Atem
durch Nase und Luftröhre in das untere Tan-t'ien, den Speicherort des Ch'i unmittelbar unterhalb des Nabels. Während des
Ausatmens werden Abfallprodukte durch Nase oder Mund ausgeschieden und gleichzeitig die Atemenergie in den Zellen des
Unterbauches gesammelt. Reinigende Tan-t'ien-Atmung erfordert lang anhaltendes, langsames Ausatmen. Gezieltes Verlängern
der Ausatmungsphase unterstützt nicht nur den Abtransport von
Schadstoffen aus dem Organismus, sondern trägt auch zur Aktivierung des parasympathischen Nervensystems bei und damit zu
tiefreichender Entspannung und Gesundung.

ÜBUNG

Theorie und Praxis der Bauchatmung wurden bereits eingehend erläutert. Das Geheimnis der heilsamen Tan-t'ien-Atmung beruht darauf, ganz behutsam bis hinunter in die drei bis fünf Zentimeter unterhalb des Nabels gelegene Tan-t'ien-Region einzuatmen. Lenken Sie beim Einatmen Ihre Aufmerksamkeit auf das untere Tan-t'ien und nehmen Sie wahr, wie die Atemenergie die Unterbauchregion füllt und sich Ihr Bauch von selbst ausdehnt. Erspüren Sie dann beim Ausatmen, wie sich Ihr Bauch von selbst wieder zusammenzieht und Spannungen und Schadstoffe mit Ihrem Atem den Körper verlassen. MANTAK CHIA warnt aber davor, das Kind mit dem Bade auszuschütten. Sie müssen lernen, auf die lebenspendende Wärme oder Vibration der Atemenergie zu achten, die während der Ausatmung in der Bauchregion zurückbleibt. Bewahren Sie sie ganz bewußt und fühlen Sie, wie sie tief in die Zellen aufgenommen wird, während Sie Abfallprodukte durch Nase oder Mund ausatmen.

Tan-t'ien-Atmung ist der Inbegriff natürlicher Atmung schlechthin, und man sollte deshalb geduldig und behutsam zu Werke gehen. Das A und O besteht darin, die gesamte Aufmerksamkeit darauf zu konzentrieren, ohne dabei ein Gefühl von Absichtlichkeit aufkommen zu lassen, und die Energie im unteren Bauchraum zu erspüren. Gelingt Ihnen dies, wird die reinigende Tan-t'ien-Atmung zu einem beständigen, natürlichen Element in Ihrem Leben werden.

BLASEBALG-ATMUNG

Charakteristisch für die Blasebalg-Atmung ist der rasche Wechsel zwischen Aus- und Einatmen und damit zwischen Zusammenziehen und Entspannen der Bauchwand. Diese elementare Atemtechnik findet sich nicht nur im Taoismus, sondern auch

im Hinduismus, im Buddhismus und in einer Reihe anderer
Heilslehren. Ziel der Blasebalg-Atmung ist in erster Linie die
Unterstützung des Abtransportes von verschiedenen Schadstoffen und Abfallprodukten aus Lunge und Blutbahn. Darüber hinaus besitzt sie aber noch vielerlei weitere Vorzüge wie beispielsweise das Öffnen und Freimachen der Luftwege in Kopf und
Hals, die Anregung des Lymphstromes durch das Lymphsystem
und damit eine Stärkung der körpereigenen Krankheitsabwehr
sowie eine kräftige innere Massage der Bauchregion, durch die
das Verdauungssystem angeregt und die Versorgung der Gewebe
und Organe mit Sauerstoff und Energie unterstützt wird. Blasebalg-Atmung kräftigt Zwerchfell und Bauchmuskulatur und
fördert damit deren Leistungsfähigkeit. Und sogar an der Massage des Gehirns ist sie beteiligt, und zwar durch die Atemwellen,
die über das Gefäßsystem, insbesondere über die Halsschlagader,
weitergeleitet werden. Und all dies geschieht, ohne daß es dabei
zu Hyperventilation kommt.[9]

ÜBUNGEN

Setzen oder stellen Sie sich in Grundposition hin. Legen Sie die
Hände auf den Bauch und fühlen Sie Ihr Gewicht nach unten
absinken. Atmen Sie ganz natürlich so in Ihren Unterbauch hinein, daß er sich beim Ein- und Ausatmen von selbst ausdehnt
und zusammenzieht, und atmen Sie so lange weiter, bis Sie
Ihren Bauch von innen her tatsächlich wahrnehmen. Lassen Sie
nun Ihre Brust, insbesondere das Brustbein, ein wenig absinken
und spüren Sie, wie sich der Brustbereich dabei entspannt.
Anschließend atmen Sie noch mehrere Atemzüge lang in und
aus dem Bauch und achten darauf, daß sich der Brustkorb dabei
nicht bewegt.

1. Die Luft ruckartig ausstoßen

Stoßen Sie nach ausreichender Vorbereitung die Luft mit einem
kräftigen Zusammenziehen der Bauchwand durch die Nase aus
Ihrer Lunge aus. In anderen Worten: Atmen Sie aus, indem Sie
Ihren Bauch in einer einzigen raschen Bewegung nach hinten
Richtung Wirbelsäule ziehen. Das Zwerchfell wird dabei nach
oben geschoben und die Luft aus der Lunge herausgepreßt.
Überlassen Sie es nach dem Ausatmen Ihrer Lunge, sich von
selbst wieder zu füllen – ohne Ihr Zutun also, und ohne absicht-
liches Innehalten, sondern nur durch das im Brustraum entstan-
dene Vakuum. Ihre Lunge dürfte sich in etwa bis zur *Hälfte ihrer
Kapazität* füllen; verhindern Sie auf alle Fälle, daß sie sich vor
der nächsten ruckartigen Ausatmung vollständig füllt. Nun die
Bauchwand erneut zusammenziehen und die Luft ruckartig aus
der Lunge ausstoßen. Konzentrieren Sie sich voll auf das Ausatmen und überlassen Sie die Einatmung sich selbst. Beginnen
sollte man mit einer Atemfrequenz von einem Atemzug pro drei
bis vier Sekunden. Steigern Sie sich dann im Laufe der folgenden Wochen und Monate ganz allmählich auf eine Frequenz
von einem Atemzug pro Sekunde.

2. Auf überflüssige Anspannung achten

Das A und O dieser Übung ist eine ausschließlich durch Zusammenziehen und Ausdehnen des Bauches bewirkte Atemre-
gulation. Achten Sie auf Brust, Hals, Schultern und Gesicht und
vergewissern Sie sich, daß diese Bereiche entspannt bleiben.
Nicht selten schneiden Leute bei den ersten Versuchen mit Blasebalg-Atmung Grimassen – eine überflüssige Muskelanspan-
nung, durch die sich die Nasenwege verschließen und Atem
und Energiestrom blockiert werden. Die Folge sind Kopfschmerzen und andere Beschwerden. Stoßen Sie irgendwo in
Ihrem Körper auf überflüssige Verspannungen, dann lächeln Sie

in diese Bereiche hinein und beginnen nochmals von vorn. Bei
Schmerzen oder Unbehagen, insbesondere in Kopf, Brust oder
Bauch, stellen Sie die Blasebalg-Atmung am besten ein, legen
eine Pause ein und beginnen mit der Übung ganz von vorn,
indem Sie natürlich und ganz bewußt in Ihren Bauch hineinatmen.

Aufgrund der im Vergleich zur normalen Atmung wesentlich
höheren Atemfrequenz sehen viele Menschen in der Blasebalg-
Atmung einen Zusammenhang mit Hyperventilation. Bei kor-
rekter Ausführung, das heißt bei Einsatz der Bauch- und nicht
der Brustmuskulatur, zeigt sich jedoch keines der bei Hyperventilation oftmals beobachteten massiven Symptome wie ausge-
prägtes Schwindelgefühl, Ohrensausen oder gar Ohnmacht.
Dennoch kann sich zu Beginn der Blasebalg-Atmung eine
leichtes Gefühl der Benommenheit einstellen – eine vorüberge-
hender Zustand, der nicht nur der Veränderung des Sauerstoff-
Kohlendioxid-Gleichgewichtes im Blut zuzuschreiben ist, sondern auch der Öffnung der Energieleitbahnen. Fühlen Sie sich
schwindlig oder macht sich Sauerstoffmangel bemerkbar, dann
unterbrechen Sie die Blasebalg-Atmung, atmen Sie lang anhaltend und langsam ein, halten Sie den Atem mehrere Sekunden
lang an und atmen Sie dann aus. Bei Bedarf kann man dies
jederzeit wiederholen und danach die Blasebalg-Atmung erneut
aufnehmen. Beginnen Sie mit neun Atemzügen nacheinander,
und steigern Sie sich im Laufe der folgenden Wochen oder
Monate langsam auf 18, 36 und mehr Atemzüge, bis Sie schließlich imstande sind, zwei Minuten oder länger auf diese Weise zu
atmen.
    Besonders effektiv ist die Blasebalg-Atmung frühmorgens an
der frischen Luft, wenn es darum geht, auf Trab zu kommen.
Aber auch bei körperlicher, seelischer oder geistiger Erschöpfung kann sie Wunder wirken, sowie bei Zorn und Ärger, oder
wenn man sich krank und elend fühlt. Wann immer Sie diese

Übung machen – überlassen Sie die Arbeit Ihrem Bauch. Achten Sie aber vor, während und nach der Übung auf eine klare, eindeutige Selbstwahrnehmung. Dank der Eindrücke vom eigenen Selbst kommen Sie voran und können die wohltuende Wirkung der Blasebalg-Atmung ganz bewußt erfahren.

KONTRÄRE BAUCHATMUNG

Bei der konträren Bauchatmung – gewöhnlich »taoistische Atmung« genannt – kehren sich die für die natürliche Bauchatmung charakteristischen Ein- und Auswärtsbewegungen des Bauches um; das heißt, er zieht sich während des Einatmens zusammen und entspannt beim Ausatmen. Wesentliches Element beider Atemtechniken ist die Bewegung des Bauches, und deshalb besitzt konträre Bauchatmung weitgehend dieselben Vorzüge wie natürliche Bauchatmung. Verbreitet ist konträre Bauchatmung traditionell unter Ch'i-kung-Lehrern, Heilpraktikern und Meistern der Kampfkünste, die mit Hilfe dieser Atemtechnik Energie nicht nur in ihre Gewebe und Knochen aufnehmen, sondern auch in bestimmte Bereiche des Organismus lenken, wo sie entweder gespeichert wird oder für bestimmte Aktionen oder Heilprozesse vonnöten ist. Durch konträre Bauchatmung läßt sich auch das sogenannte »Wächter-Ch'i« aufbauen – ein Energieschutzschild rund um den Körper, der negative Einflüsse einschließlich gesundheitsgefährdender Krankheitskeime und Viren abwehrt. Und damit unterstützt diese Atmung vor allem die Leistungsfähigkeit des Immunsystems.

Der günstige Einfluß der konträren Bauchatmung beruht nicht zuletzt auf der Veränderung der Druckverhältnisse zwischen Brust- und Bauchraum. Sobald sich das Zwerchfell beim Einatmen nach unten bewegt und sich der Bauch nach innen zusammenzieht, unterstützt der im Unterbauch entstehende

Druck das »Einlagern« der Atemenergie in die Bauchgewebe und -organe und in die Wirbelsäule. Erschlaffen beim Ausatmen Zwerchfell und Bauchwand und wölben sich nach oben beziehungsweise außen, gelangt die durch die plötzliche Druckentlastung freiwerdende Energie an die Stellen, auf die sich die Aufmerksamkeit gerade konzentriert. Ungemein wichtig bei konträrer Bauchatmung ist es deshalb, die Aufmerksamkeit von vornherein ganz gezielt zu lenken; andernfalls geht das Ch'i unter Umständen schnell verloren.

Trotz ihrer vielen Vorzüge sollte man es mit der konträren Bauchatmung erst dann versuchen, wenn man mit der natürlichen Bauchatmung gut zurechtkommt. Ist dies nicht der Fall, neigen die meisten Menschen bei ihren Versuchen mit dieser Form der Atmung dazu, während des Einatmens Gesicht, Nacken und Brustkorb zu verspannen und das Zwerchfell nach oben zu ziehen. Dadurch heben sich nicht nur die positiven Auswirkungen dieser Atemtechnik auf, sondern es stellen sich unter Umständen allerlei Beschwerden ein, einschließlich Brustschmerzen, Durchfall, Blutdruckanstieg und Erhöhung der Herzfrequenz sowie eine Blockade der Energie. Überdies kann es zu seelischen oder geistigen Verwirrungszuständen und zu einer Beeinträchtigung des Wahrnehmungsvermögens kommen.

ÜBUNGEN

Konträre Bauchatmung läßt sich zwar auch im Sitzen praktizieren, günstiger aber ist, insbesondere zu Beginn, das Üben im Stehen. In dieser Position kann man sich leichter vorstellen, wie das Körpergewicht nach unten absinkt, und dies wirkt der Tendenz entgegen, das Zwerchfell während des Einatmens nach oben zu ziehen. Absolvieren Sie zur Vorbereitung auf diese Übung zunächst einige Minuten lang Tan-t'ien-Atmung; achten Sie darauf, daß Schulter- und Brustbereich locker bleiben und sich das Zwerchfell beim Einatmen nach unten und beim Ausatmen nach oben bewegt. Atmen Sie in dieser Weise so lange, bis sich ein deutliches Gefühl von Wärme oder Vibration im Bauch einstellt.

1. Den Atemvorgang umkehren

Ziehen Sie Ihren Bauch, sobald Sie darin Wärme verspüren, beim Einatmen langsam Richtung Wirbelsäule ein und wölben Sie ihn beim Ausatmen entspannt nach außen. Achten Sie während der Einatmung darauf, daß Ihre Schultern locker bleiben, und spüren Sie, wie sich Ihr Zwerchfell abwärts bewegt. Dabei werden Sie wahrnehmen, wie sich im Unterbauch bis hinunter in die Dammregion Druck aufbaut. Bei Druckgefühl im Bereich des Sonnengeflechtes müssen Sie die Brust stärker entspannen und darauf achten, daß das Zwerchfell während des Einatmens auch wirklich nach unten geht. Leichter tut man sich beim Entspannen des Brustbereiches, wenn man die Schultern etwas nach vorn neigt und wahrnimmt, wie sich das Brustbein ein wenig senkt.

2. Die Energie in bestimmte Regionen lenken

Sind Sie mit der konträren Bauchatmung erst einmal halbwegs vertraut, richten Sie Ihre Aufmerksamkeit zunehmend auf die Qualität der Energie, die sich beim Einatmen im Unterbauch sammelt. Lassen Sie beim Ausatmen diese Energie als Nahrung nach allen Richtungen durch Ihren Körper strömen. Sie können sie aber auch ganz gezielt in jede beliebige Körperregion lenken. Atmen Sie bei Beschwerden in einem bestimmten Bereich weiterhin in Ihren Unterbauch ein, aber leiten Sie dann Ihre Atemenergie während der Ausatmung durch Ihre Vorstellungskraft und bewußte Wahrnehmung unmittelbar in die Problemzone.

DIE PSYCHOLOGISCHE BEDEUTUNG DES MIKROKOSMISCHEN KREISES

Laut Tao-Meister MANTAK CHIA beeinflußt jedes Energiezentrum des mikrokosmischen Kreises unsere Emotionen auf eine bestimmte Weise – je nachdem, wie weit das jeweilige Zentrum geöffnet oder geschlossen ist. Im Rahmen meiner Arbeit mit dem mikrokosmischen Kreis wurde mir klar, daß das Erspüren der einzelnen Zentren oder Punkte dazu beiträgt, sie zu öffnen, so daß das Ch'i weitgehend ungehindert durch den gesamten Organismus fließen kann. Diese Form der Arbeit mit dem Wahrnehmungsvermögen stellt auch einen unmittelbaren Weg zur Selbsterkenntnis dar.

Der folgende (zumeist aus Mantak Chias Lehren und Büchern übernommene) Überblick über die Energiezentren und ihren Einfluß auf die Psyche erhebt keinen Anspruch auf Vollständigkeit oder Endgültigkeit. Während Sie sich eingehend damit befassen, mit Hilfe Ihres Atems Körper, Geist und Seele inmitten des Alltagslebens und seiner Aktivitäten bewußt wahrzunehmen, werden Sie vermutlich auf allerlei Empfindungen und Eigentümlichkeiten stoßen, die in der folgenden Übersicht bei den einzelnen Energiezentren nicht angeführt sind. Eines aber steht fest: Intensive Arbeit mit der Atmung verhilft Ihnen zu einem neuen Verständnis für Ihr eigenes Selbst, insbesondere für die enge Beziehung zwischen Körper, Geist und Seele.

Nabelzentrum

Taoistische Weise sowie chinesische Ärzte und Heilpraktiker betrachten das Nabelzentrum mit dem dazugehörigen unteren Tan-t'ien nicht nur als physischen Mittelpunkt des Körpers, sondern auch als »Hauptspeicherbatterie« für das Ch'i. MANTAK CHIA merkt an: »Das Nabelzentrum war unsere erste Verbindung zur Außenwelt. Über diesen Zugang wurden wir im Mutterleib mit Sauerstoff, Blut und Nährstoffen versorgt. Und deshalb besitzt das Nabelzentrum eine besondere Sensibilität, die mit dem Abtrennen der Nabelschnur bei der Geburt nicht verlorengegangen ist, sondern uns ein Leben lang erhalten bleibt« (aus: MANTAK CHIA, »Das heilende Tao«).

Geschlossen: mangelndes seelisches Gleichgewicht, Zerstreutheit oder kritische Einstellung, Verschlossenheit gegenüber neuen Eindrücken.

Offen: Aufgeschlossenheit der Welt gegenüber und das Gefühl, sich in der eigenen Mitte zu befinden.

Sexualzentrum

Dieses Zentrum – bei der Frau knapp oberhalb des Schambeins zwischen den Eierstöcken und beim Mann etwa drei bis vier Zentimeter unter der Körperoberfläche an der Peniswurzel gelegen – ist der wichtigste »Energieerzeuger« im menschlichen Körper.

Geschlossen: Mangel an Tatkraft und wenig Lebensfreude, selbstzerstörerische, negative Gedanken sowie Lustlosigkeit.

Offen: Gefühl schöpferischer Kraft und der Fähigkeit, die Dinge im Griff zu haben.

Dammbereich

Der Damm liegt zwischen den äußeren Geschlechtsorganen und Anus. Aufgrund seiner anatomischen Lage verbindet er die beiden Energieleitbahnen des mikrokosmischen Kreises und bildet den Boden für die inneren Organe des Unterbauchs.
Geschlossen: Gefühl der Unsicherheit und Einsamkeit, Angst vor jeder Art von Veränderung.
Offen: das Gefühl, in der Erde und ihren Heilkräften verwurzelt zu sein, friedfertig-ruhige Grundstimmung.

Kreuzbein und Steißbein

Kreuzbein und Steißbein sind zwar getrennt voneinander, werden aber beim mikrokosmischen Kreis als Einheit gesehen. Im Bereich von Kreuzbein und Steißbein treffen zahlreiche Nerven aus Organen und Drüsen zusammen, und von hier aus steigt auch die Energie die Wirbelsäule entlang nach oben. Nach taoistischer Auffassung werden in dieser Region das Ch'i der Erde und die Sexualenergie geläutert und umgewandelt, ehe sie zu den höher gelegenen Zentren strömen.
Geschlossen: Gefühl von Unausgeglichenheit, Niedergeschlagenheit und Hoffnungslosigkeit. Die Vergangenheit wird als Gefängnis empfunden, und man fühlt sich unter dem Einfluß unbewußter Ängste.
Offen: Gefühl der Unbeschwertheit und Ausgeglichenheit. Die Vergangenheit wird als Quelle empfunden, aus der man Verständnis und Engagement für das Leben schöpfen kann.

Nierenzentrum

Das zwischen dem zweiten und dritten Lendenwirbel gelegene Nierenzentrum können Sie aufspüren, indem Sie einen Finger gegenüber vom Nabel auf die Wirbelsäule legen und sich nach vorn neigen. Der am weitesten überstehende Wirbel kennzeichnet das Gebiet des Nierenzentrums. Als Tor des Lebens oder Ming-men bezeichnet, ist dieses Zentrum Speicherort unserer pränatalen Vitalität oder Sexualessenz.

Geschlossen: Angstgefühl, Mangel an innerem Gleichgewicht und Lebenskraft.

Offen: Gefühl von Aufgeschlossenheit, Produktivität und Großzügigkeit.

Nebennierenzentrum

Das Nebennierenzentrum (T 11) befindet sich zwischen elftem und zwölftem Brustwirbel gegenüber dem Sonnengeflecht und liegt eingebettet zwischen den beiden auf den Nieren sitzenden Nebennieren. Die Nebennieren produzieren Adrenalin und Noradrenalin sowie eine Reihe weiterer Hormone; sie sind die Hauptenergiequelle des sympathischen Nervensystems und werden in Streßsituationen und im Vorfeld der instinktiven Kampf-oder-Flucht-Reaktion aktiviert.

Geschlossen: Gefühl von Übereifer oder Lustlosigkeit. Alte Ängste können wieder aufkommen und Erfahrungen und Verhalten beeinflussen.

Offen: Gefühl von Vitalität und Zuversicht.

Zentrum gegenüber dem Herzen

Dieses Zentrum liegt zwischen fünftem und sechstem Brustwirbel im Bereich der beiden Schulterblätter und steht in enger Beziehung zur Funktion von Herz und Thymusdrüse.

Geschlossen: Gefühl von schwerer Bürde, Hoffnungslosigkeit und Chaos.

Offen: Gefühl von Ungebundenheit sowie ein intensives Lebensgefühl.

Zentrum gegenüber dem Hals

Unmittelbar unterhalb des siebten Halswirbels (C7) gelegen, stellt dieses Zentrum eine Hauptverbindungsstelle dar, wo die Energien, Nerven und Sehnen aus den oberen und unteren Körperbereichen zusammenlaufen. Jede Blockade dieses Zentrums behindert den Energiestrom durch die Wirbelsäule hinauf zu den höher gelegenen Zentren im Kopf. Auffinden läßt sich dieser Punkt ganz mühelos durch Senken des Kopfes; der am weitesten überstehende Wirbel ist der als C7 bezeichnete siebte Halswirbel.

Geschlossen: Gefühl der Absonderung von sich selbst und anderen, von Halsstarrigkeit und Untauglichkeit.

Offen: das Gefühl, sich selbst und andere vor lauter Menschenliebe umarmen zu können.

Kleinhirnzentrum

Mitunter als »Jadekissen« bezeichnet, liegt das Kleinhirnzentrum oberhalb des ersten Halswirbels in der Vertiefung an der Schädelbasis. Es umfaßt Kleinhirn und verlängertes Mark, die beide an der Steuerung von Muskelkoordination, Atemtätigkeit und Herzfrequenz beteiligt sind. Der Taoist sieht in diesem Zentrum einen Speicherort für Erdkraft und geläuterte Sexualenergie.

Geschlossen: Gefühl von innerer Trägheit, Belastung und Beklemmung; unter Umständen verspürt man auch Nackenschmerzen.

Offen: Gefühl von Begeisterung und Schwung.

Scheitelzentrum

Das Scheitelzentrum befindet sich an der obersten Stelle des Kopfes – im Schnittpunkt einer von Ohroberkante zu Ohroberkante gedachten Linie und der Mittellinie des Kopfes. Es steht in besonderer Beziehung zu Zirbeldrüse, Thalamus und Hypothalamus und ist zudem mit dem Zentralnervensystem, vor allem mit dem sensorischen und motorischen Zentrum verknüpft.

Geschlossen: Tendenz, sich unter dem Einfluß von Illusionen oder Selbsttäuschung in falschem Stolz zu verlieren oder sich als Opfer zu fühlen; unregelmäßig auftretende Stimmungsschwankungen und Kopfschmerzen.

Offen: nach außen strahlendes tiefes Glücksempfinden und das Gefühl, von höheren Mächten geführt zu werden.

Hypophysezentrum

Dieses Zentrum – mitunter auch »drittes Auge« genannt – liegt zwischen den Augenbrauen etwa sieben bis acht Zentimeter tief im Schädel. Die Hypophyse oder Hirnanhangdrüse produziert eine Vielzahl von Hormonen zur Steuerung zahlreicher Körperfunktionen. Nach taoistischer Überzeugung ist dieses Zentrum Sitz des Geistes.

Geschlossen: Gefühl der Ziellosigkeit und Unentschlossenheit; der Geist wandert umher und ist nicht imstande, Entscheidungen zu treffen.

Offen: Zielbewußtheit, Entschlußfreudigkeit und Intuition.

Halszentrum

Dieses Zentrum, das Schilddrüse und Nebenschilddrüse einschließt, liegt in der V-förmigen Vertiefung zwischen dem unteren Rand des Halses und Brustbeinoberkante. Beteiligt ist das

Halszentrum an Vorgängen wie Sprechen und Träumen, an der Produktion von Wachstumshormonen sowie an der Stoffwechselregulation.

Geschlossen: Gefühl des Gehemmtseins und fehlende Bereitschaft oder Unfähigkeit zu kommunizieren oder sich zu ändern.

Offen: Fähigkeit, sich verständlich und sogar eloquent mitzuteilen; deutlicher erkennbare Träume.

Herzzentrum

Vom energetischen Standpunkt aus betrachtet liegt das Herz-Zentrum bei Männern zwischen den Brustwarzen und bei Frauen etwa zwei bis drei Zentimeter oberhalb der Brustbeinbasis. Der Zugang zu diesem Zentrum ist sehr klein, und deshalb kann es hier leicht zu Blockaden kommen. Verantwortlich ist es nicht nur für das Herz, sondern auch für die Thymusdrüse, einen wichtigen Teil des Immunsystems.

Geschlossen: vielerlei negative Emotionen, einschließlich Arroganz, Selbstmitleid, Ungeduld und Haßgefühle.

Offen: Gefühle wie Freude, Liebe, Geduld und Aufrichtigkeit sowie Achtung vor sich selbst und anderen.

Sonnengeflechtzentrum

Das Sonnengeflechtzentrum – etwa auf Dreiviertel des Weges zwischen Nabel und Brustbeinbasis gelegen – steht mit mehreren Organen, darunter Magen, Milz, Bauchspeicheldrüse und Leber, in Verbindung. Der taoistischen Lehre zufolge werden im Netzwerk des Sonnengeflechtes die Sexualenergie Ching und die Lebensenergie Ch'i in die geistige Energie Shen umgewandelt. Nach Meinung von MANTAK CHIA ist es zwar wichtig, das Sonnengeflechtzentrum zu öffnen, doch »... ist es zu weit offen, reagiert man unter Umständen derart sensibel auf die Gedanken, Gefühle und Meinungen anderer, daß man nicht mehr imstande ist, sich in Gesellschaft anderer Menschen gegen ein emotionales und geistiges Chaos abzuschirmen« (aus: MANTAK CHIA, »*Das heilende Tao*«).

Geschlossen: Panikstimmung, Besorgnis und übergroße Vorsicht.

Offen: Gefühl innerer Unabhängigkeit und die Fähigkeit, für sich selbst und andere Risiken einzugehen.

ANMERKUNGEN

1 Natürlich kann sich Hyperventilation als überaus wirksam bei der Umwandlung erweisen. In seinem Buch *Das Abenteuer der Selbstentdeckung weist der Autor* STANISLAV GROF, ein bekannter Psychiater und Begründer der »holotropischen Therapie«, darauf hin, daß länger anhaltende Hyperventilation dazu beiträgt, psychische Verdrängungshaltungen zu lösen und eine »tiefgreifende emotionale Befreiung und physische Entspannung« herbeizuführen. Nach Grofs Meinung geschieht dies nicht nur durch den herkömmlichen psychiatrischen Mechanismus der Katharsis (Abreagieren), sondern ist auch dem Umstand zuzuschreiben, daß Hyperventilation »tiefsitzende Spannungen« an die Oberfläche bringt, und zwar in Form von »langanhaltenden Kontraktionen und Spasmen ... die gewaltige Mengen an aufgestauter Energie verbrauchen«. Aus Sicht des Autors kommt es aufgrund der allmählichen Verbrennung dieser Energie durch die anhaltenden Kontraktionen und Spasmen letztendlich zum psychophysischen Wandel. In der Regel ist dies ein überaus emotionaler Vorgang, und unter Umständen bedarf die betreffende Person einer umfassenden individuellen therapeutischen Betreuung. Überdies, so meint Grof weiter, verstärkt Hyperventilation anfangs die psychophysischen Spannungen in Organismus und legt sie offen, und deshalb ist es wichtig, mit dieser Form der Atmung so lange fortzufahren, bis sich diese Spannungen lösen. So faszinierend und bedeutsam Grofs Werk auch ist – meine Absicht ist es, in diesem Buch aufzuzeigen, auf welche Weise wir die

natürliche Atmung im Rahmen unseres ganz gewöhnlichen
Alltagslebens wiederentdecken können, ohne dafür psychia-
trische Hilfe in Anspruch nehmen zu müssen. Aus diesem
Grunde werde ich auch nicht näher auf die therapeutischen
Aspekte der Hyperventilation eingehen.

2   Dieser in der Wissenschaft seit langem beobachtete »Ultra-
    dian«-Rhythmus steht im Zusammenhang mit der Funk-
    tion der Gehirnhälften und kann beim Heilungsprozeß eine
    bedeutsame Rolle spielen. Ist das linke Nasenloch weiter
    geöffnet, dominiert in der Regel die rechte Gehirnhälfte;
    ist das rechte Nasenloch weiter offen, ist im allgemeinen
    die linke Gehirnhälfte dominanter. Ein stärker verstopftes
    Nasenloch kann man gezielt weiter öffnen und damit die
    gegengleiche Gehirnhälfte aktivieren, indem man sich mit
    dem verstopften Nasenloch nach oben auf die Seite legt und
    fortfährt, durch die Nase zu atmen. Bei Unwohlsein oder
    Kopfschmerzen verschafft diese Methode – 15 bis 20 Minu-
    ten lang durchgeführt – oftmals Linderung.

3   Interessanterweise kann sich durch manche Krankheiten,
    wie beispielsweise Diabetes, der Säuregehalt des Blutes ohne
    gleichzeitigen Anstieg des Kohlendioxid-Spiegels erhöhen.
    Das Atemzentrum ist aber außerstande, die Ursache für die
    Zunahme des Säuregehaltes zu erkennen und erhöht auto-
    matisch die Atemfrequenz.

4   Selbst Personen mit massiven Lungenproblemen können
    von intensiver Atemarbeit schon nach kurzer Zeit profitie-
    ren. Im Rahmen von Experimenten am Shanghai No.2
    Tuberculosis Hospital gelang es 27 Personen mit Lungenem-
    physem innerhalb eines Jahres, den Bewegungsspielraum
    ihres Zwerchfells von anfänglich 2.8 cm auf 4.9 cm zu
    erhöhen; also ein Zuwachs von über 57 Prozent. Die

Ergebnisse wurden in *300 Questions on Qi Gong Exercises*
(Guangzhou, China: Guandong Science and Technology
Press, 1994) veröffentlicht.

5   Aktivieren läßt sich das parasympathische Nervensystem
auch durch spezielle Bewegungs- und Bewußtmachungs-
übungen wie T'ai-chi und Ch'i-kung (Qi Gong). Neben
vielerlei anderen Vorzügen tragen diese Übungen dazu bei,
überflüssige Spannungen im Rücken zu lösen, insbesondere
in der Wirbelsäule, dem Sitz wichtiger Nervenstränge des
Zentralnervensystems. Meiner Erfahrung nach fällt es Menschen mit häufigen Kreuzschmerzen oftmals nicht nur
schwer, sich zu entspannen, sondern sich überhaupt einzu-
gestehen, daß ihnen Entspannung dringend nottäte. Korrekt
durchgeführt, fördern T'ai-chi und Ch'i-kung (Qi Gong)
die Entspannung durch ein Mehr an Beweglichkeit für die
Wirbelsäule sowie durch ihren günstigen Einfluß auf die
Tiefatmung.

6   Die Übung ist überaus anspruchsvoll; zudem habe ich kaum
Erfahrung damit und gehe deshalb nicht eigens auf sie ein.
An anderer Stelle des Buches werde ich jedoch eine ver-
wandte, mir von MANTAK CHIA nähergebrachte Übung vor-
stellen, die unter anderem das Sammeln und Schlucken von
Speichel einschließt.

7   Taoistische oder konträre Bauchatmung setzt bei intensiver
körperlicher Belastung, beispielsweise bei der Ausübung von
Sport oder Kampfkünsten u.ä. oftmals spontan ein und
schafft zusätzlich Energie. Diese Form der Atmung mit Vor-
bedacht zu praktizieren ist jedoch ziemlich mühsam und
kann bei verfrühtem Einsatz zu massiven Verspannungen
führen und sich negativ auf den Organismus auswirken.
Ratsam ist es deshalb, sich auf alle Fälle mindestens mehrere

Monate lang intensiv mit normaler Bauchatmung zu befassen, ehe man sich an die konträre oder taoistische Bauchatmung wagt.

8   Nach den Befunden neuerer biomedizinischer Studien, über die auch in BILL MOYERS' *Die Kunst des Heilens. Vom Einfluß der Psyche auf die Gesundheit* berichtet wird, kann unser Denken und Fühlen einen unmittelbaren positiven oder negativen Einfluß auf den gesamten Körper einschließlich Immunsystem ausüben. Im Taoismus und anderen altüberlieferten Heilslehren ist man sich des Einflusses der Gedanken und Gefühle auf die Gesundheit bereits seit Jahrtausenden bewußt.

9   Meine erste Erfahrung mit Blasebalg-Atmung war höchst lehrreich, um so mehr als ich bis dahin von natürlicher Atmung noch keine Ahnung hatte. Die Übungen fanden im Rahmen einer geistigen Einkehr statt. Am ersten Tag mußten wir alle, auch Anfänger, bereits anspruchsvolle Atemübungen absolvieren. Man hatte uns angewiesen, die Übungen nicht aus dem Ich oder dem Willen heraus zu machen, sondern in einem Zustand der Entspannung und des In-sich-Hineinhörens. Doch zwischen Theorie und Praxis besteht ein gewaltiger Unterschied. Beim Blasebalg-Atmen beispielsweise (in den verschiedenen indischen Lehren als *Bastrika* bezeichnet) gaben viele Teilnehmer, ich eingeschlossen, eine fast komische Figur ab - mit unkontrollierten, spasmodischen Muskelbewegungen am ganzen Körper, die ungeschickt wirkten und mit Entspanntheit nichts zu tun hatten. Selbst ältere, erfahrenere Schüler hatten ihr Tun damit, die Übungen harmonisch und wohlausgewogen zu absolvieren. Bei meinem eigenen Anblick und um mich herum sah ich nichts anderes als angespannte Gesichter, Nackenpartien und Schultern, Oberkörper und Arme - die

psychophysische Manifestation des »Zuges nach oben«, von dem VON DÜRCKHEIM spricht (siehe Einführung). Fast allen fehlte es an den für derlei Übungen notwendigen Voraussetzungen – an innerer Entspannung, bewußtem Spüren und Muskelkontrolle. Zu meiner Verwunderung erschien niemand, um uns zu helfen oder zu korrigieren. Noch ausgeprägter wurde der Zug nach oben, als uns der Lehrer aufforderte, die Blasebalg-Atmung zunächst durch das eine und dann durch das andere Nasenloch zu üben. Wir fuhren mit diesen Pranayama-Übungen fort ohne daß sich die Spannungen erkennbar lösten, und mir dämmerte allmählich, daß der Lehrer bei vielen seiner Schüler die Fähigkeit, seine Anweisungen in die Praxis umzusetzen, reichlich überschätzt hatte. Aus heutiger Sicht bin ich schlicht der Meinung, daß er seine Schüler nicht ausreichend vorbereitet hatte, um von derlei Übungen auch wirklich zu profitieren; er hatte sich nicht die Zeit genommen, ihnen beim Erlernen der natürlichen Atmung helfend zur Seite zu stehen.

DANKSAGUNG

Mein tiefempfundener Dank gilt LORD JOHN PENTLAND, meinem wichtigsten Lehrer. Er war bis zu seinem Tod im Jahre 1984 einer der führenden Verfechter des Werkes GURDJIEFFS in den Vereinigten Staaten und lehrte mich, ganzheitlich zu denken, zu sehen und zu fühlen. Ferner danke ich JEAN KLEIN, dem Meister des ADVAITA VEDANTA, der mir begreiflich machte, daß Liebe und Bewußtheit das eigentliche Wesen des Seins ausmachen; sowie dem Meister des Taoismus, MANTAK CHIA, der das Tao des Heilens nach Amerika brachte und der mir — gemeinsam mit dem Chi Nei Tsang-Praktiker GILLES MARIN — aufzeigte, daß in uns allen eine heilende Kraft wohnt, und damit die schöpferische Lebenskraft selbst.

REGISTER